Pflege PRAXIS

Stefanie Hellmann | Rosa Rößlein

Praxisratgeber: Von der SIS® zur Maßnahmenplanung

Formulierungshilfen zu den Themenfeldern – pflegefachliche Einschätzung & Maßnahmen

3., aktualisierte und erweiterte Auflage

Konkrete Praxisbeispiele zum Strukturmodell

schlütersche

Stefanie Hellmann ist Diplom-Pflegewirtin (FH), Dozentin, Auditorin, B. Sc. Psychologie und staatlich examinierte Altenpflegerin.

Rosa Rößlein ist Gerontologin (M. Sc.), Diplom-Pflegewirtin (FH), Mitarbeiterin beim MD Bayern sowie Altenpflegerin und Gesundheits- und Krankenpflegerin.

»Der Gedanke, den ich formuliere, ist der Weg, auf dem ich mich bewegen werde.«

KARL-HEINZ KARIUS

Bibliografische Information der Deutschen Nationalbibliothek
Die Deutsche Nationalbibliothek verzeichnet diese Publikation in der Deutschen Nationalbibliografie; detaillierte bibliografische Daten sind im Internet über http://dnb.de abrufbar.

ISBN 978-3-8426-0922-8 (Print)
ISBN 978-3-8426-0923-5 (PDF)
ISBN 978-3-8426-0924-2 (EPUB)

3., aktualisierte und erweiterte Auflage

Hans-Böckler-Allee 7, 30173 Hannover
buchvertrieb@schluetersche.de
www.schluetersche.de

Gedruckt mit mineralölfrei hergestellten Druckfarben und Strom aus erneuerbaren Energien. Die eingesetzten Klebe- und Bindestoffe entsprechen den derzeitigen Umweltstandards, die vom RAL Institut für Gütesicherung und Kennzeichnung geprüft wurden.

Lektorat: Claudia Flöer, Text & Konzept Flöer
Covermotiv: PantherMedia – fantazista
Covergestaltung und Reihenlayout: Lichten, Hamburg
Satz: Sandra Knauer Satz · Layout · Service, Garbsen
Druck und Bindung: Salzland Druck GmbH & Co. KG, Staßfurt

Inhalt

Vorwort

Die Anforderungen an die Pflegedokumentation und die Anzahl an Formularen haben in der Vergangenheit kontinuierlich zugenommen. In den zurückliegenden Jahrzehnten beruhten viele Dokumentationssysteme auf dem ATL- oder AEDL-Modell. Nach jedem Expertenstandard kamen weitere Assessments oder Screenings hinzu, die ebenfalls ausgefüllt werden mussten. Vor dem Hintergrund von haftungsrechtlichen Ansprüchen im Schadensfall, unzufriedener Kunden und von Anforderungen externer Prüfinstitutionen entstand so ein schier unübersichtlicher Berg an Formularen, den die Mitarbeiter zu bearbeiten und zu aktualisieren hatten.

Deshalb mussten in jeder Schicht umfangreiche Pflegeplanungen mit vielen Leistungen und dementsprechenden Durchführungsnachweisen mehrmals täglich abgezeichnet werden. Bei den Mitarbeitern entwickelte sich das ungute Gefühl, mit ihrer Arbeit nicht mehr fertig zu werden und darüber hinaus auch noch den Kontakt zu den Bewohner*innen zu verlieren.

Die Zeit war also mehr als reif für eine Rückbesinnung auf eine Pflegedokumentation, die als Kommunikationsinstrument für die Pflege dient – genau diese Rückbesinnung liefert das Strukturmodell zur Entbürokratisierung der Pflegedokumentation.

Nach den übergeordneten Zielsetzungen des Strukturmodells soll

- die fachliche Kompetenz der Pflegefachkräfte sowie die Konzentration auf die individuellen Wünsche und Bedürfnisse der pflegebedürftigen Person gestärkt werden,
- das pflegewissenschaftliche Fundament eines personenzentrierten Ansatzes und die Erfassung pflege- und betreuungsrelevanter biografischer Aspekte im Rahmen der Themenfelder der SIS® zugrunde gelegt werden,
- die übersichtliche Darstellung zur Einschätzung pflegerischer Risiken und Phänomene in einem eigens hierfür entwickelten Instrument als Bestandteil der SIS® stattfinden,
- sich der Pflegebericht inhaltlich auf Abweichungen von regelmäßig wiederkehrenden Maßnahmen der Grundpflege und Betreuung beschränken.

Dies alles stellt die Pflegekräfte vor Herausforderungen. Es geht nicht nur um die Einführung einer neuen Pflegedokumentation, sondern um ein grundsätzliches Umdenken im gesamten Pflegeprozess. Nämlich der Rückbesinnung auf den elementaren Stellenwert der Pflegedokumentation als das Arbeitsmittel zur Steuerung des Pflegeprozesses. Wir sind davon überzeugt, dass Sie, liebe Leserinnen und Leser, mit dieser schlanken Form der Dokumentation Ihre fachliche Kompetenz im Rahmen des Pflegeprozess künftig besser einbringen können. Des Weiteren gewinnen Sie durch die Reduktion von unnötigem Dokumentationsaufwand Zeit. Das entlastet Sie – und Sie haben mehr Zeit für die Pflege am und mit den Menschen.

Wichtig ist, dass Sie sich und Ihre Mitarbeiter auf die Einführung der SIS® gut vorbereiten und schulen. In diesem Buch vermitteln wir Ihnen die Grundstruktur des Strukturmodells. Anhand vieler Praxisbeispiele aus den Bereichen ambulante, stationäre und teilstationäre Pflege konkretisieren wir die Themenfelder und Maßnahmen/Tagesplanungen. Den Themenfeldern der SIS® stellen wir die entsprechenden Module des »Begutachtungsinstrument (BI)« gegenüber. All dies sind Anregungen und Impulse für Ihre praktische Arbeit.

Gestatten Sie uns einen wichtigen Hinweis: Selbstverständlich muss jede Formulierung an die individuellen Bedürfnisse und Wünsche des Pflegebedürftigen angepasst werden!

Aktuelles Wissen – konkret aufbereitet

- Basiswissen zur Strukturierten Informationssammlung (SIS®)
- SIS® konkret: Fallbeispiele aus den Bereichen ambulante, stationäre und teilstationäre Pflege inklusive Themenfelder und Formulierungen für die Maßnahmenplanung/Tagesstruktur.

1 Die Strukturierte Informationssammlung (SIS®)

Warum SIS®? Der Anlass für die Entwicklung der Strukturierten Informationssammlung (SIS®) war die unablässige Kritik der Pflegeeinrichtungen an der überhandnehmenden Pflegedokumentation im Pflegealltag und dem Eindruck nur für die Prüfinstanzen zu dokumentieren. Auf Initiative der Bundesregierung erfolgte die Entwicklung einer schlanken Pflegedokumentation, die den vielfältigen Anforderungen der unterschiedlichen Leistungsbereiche (ambulant, stationär und teilstationär) endlich gerecht wird. Daraus entstand das »Strukturmodell zur Neuausrichtung der Pflegedokumentation«, das aus vier Elementen besteht:[1]

1. Strukturierte Informationssammlung
2. Maßnahmenplanung
3. Berichteblatt
4. Evaluation

---

[1] Vgl. Der Bevollmächtigte der Bundesregierung für Pflege (2017): Informatoins- und Schulungsunterlagen zur Einführung des Strukturmodells in der ambulanten, stationären und teilstationären Langzeitpflege. https://www.ein-step.de/schulungsunterlagen/schulungsunterlagen/ S. 13

1.1 SIS®

Es ist das erklärte Ziel der entbürokratisierten Pflegedokumentation, den Dokumentationsaufwand in ambulanten und stationären Pflegeeinrichtungen sowie Tagespflegen deutlich zu reduzieren. Außerdem geht es darum, die pflegefachliche Kompetenz zu betonen und konsequent die Perspektive der pflegebedürftigen Person einzunehmen.[2] Dieser Ansatz beruht auf dem vierphasigen Pflegeprozess analog der WHO.[3] Hierbei geht es um die Ausrichtung an den Bedürfnissen und Wünschen der pflegebedürftigen Person.

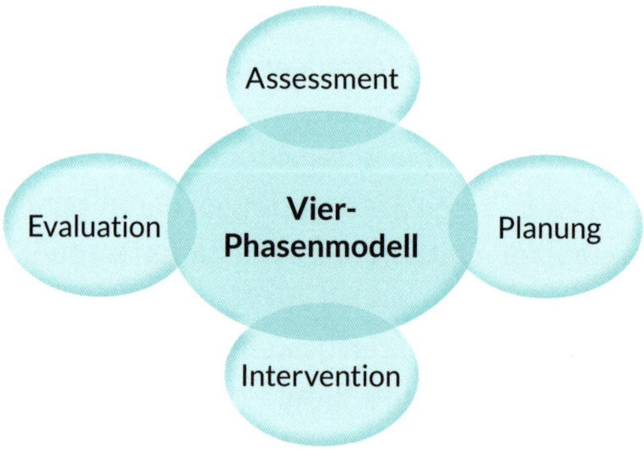

Abb. 1: Das Vier-Phasenmodell der WHO

[2] Ebd., S. 66
[3] Ebd., S. 13 ff.

Das Strukturmodell wurde wissenschaftsbasiert entwickelt. Es ist »sorgfältig fachlich wie juristisch abgewogen worden«.[4] Die Pflegedokumentation kann auf ein spezielles Pflegemodell ausgerichtet werden – dies ist aber nicht zwingend erforderlich. Im Mittelpunkt stehen der personenzentrierte Ansatz und das Vertrauen in die Fachkompetenz der Pflegenden.

Konkret bedeutet dies:

- Teilhabe des Pflegebedürftigen (gegebenenfalls mit Einbeziehung der Angehörigen und Bezugspersonen) durch aktive Ansprache.
- Anbahnung einer Beziehung mit dem Pflegebedürftigen (gegebenenfalls unter Einbezug von Angehörigen und anderen Vertrauenspersonen) durch Verständigung über die zukünftige Betreuung und Pflege.
- Berücksichtigung des individuellen Lebensumfeldes des Pflegebedürftigen.
- Erhaltung der Selbstständigkeit sowie Förderung der Selbstpflegekompetenzen des Pflegebedürftigen oder der Pflegekompetenzen der Angehörigen sowie die Stabilisierung der Pflegesituation.

Die Pflegedokumentation ist also auf die wesentlichen Aspekte reduziert worden, damit mehr Zeit für die eigentliche Pflege und Betreuung verbleibt. Basis ist die Orientierung an den Bedürfnissen und Wünschen der Pflegebedürftigen.

Die vereinfachte Pflegedokumentation ermöglicht es den Pflegenden, sich schneller und zielgerichteter über die Gesamtsituation eines Pflegebedürftigen zu orientieren. Pflegerische Risiken und Phänomene sowie Veränderungen der Situation des Pflegebedürftigen können dadurch frühzeitiger erkannt werden. Im Pflegeprozess erfolgt insofern ein Paradigmenwechsel weg von den AEDL und ATL.

---

[4] https://www.ein-step.de/haeufige-fragen/

1.2 Aufbau der SIS® im Überblick

Bereits bei der ersten Kontaktaufnahme mit der Pflegeeinrichtung bzw. im Rahmen des Erstgesprächs kommt die SIS® zum Einsatz. Sie ist der Einstieg in den Pflegeprozess. Im Fokus steht die Sichtweise der pflegebedürftigen Person.

Die pflegefachliche Einschätzung der Situation erfolgt – auf der Basis der fünf wissenschaftsbasierten Themenfelder – durch die Pflegefachkraft. Die Themenfelder werden mit den sich daraus ergebenden Risiken in Form der Risikoeinschätzungsmatrix verknüpft. Weitere Aspekte zur Haushaltsführung (ambulant) und Wohnen/Häuslichkeit (stationär) komplettieren als sechstes Feld die Situationseinschätzung.

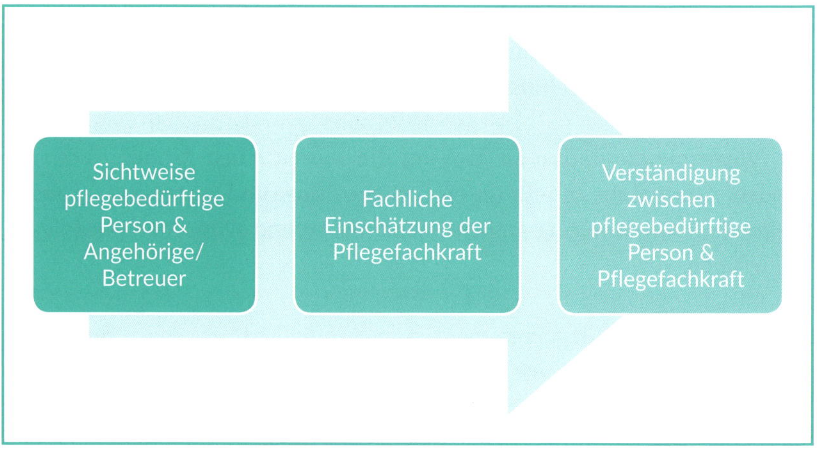

Abb. 2: Der Prozess der Gesprächsführung.

Fazit

Durch die Integration der Perspektive der pflegebedürftigen Person und ggf. der Angehörigen mit der pflegefachlichen Einschätzung entsteht ein Verständigungsprozess, der die Basis für die pflegerische Maßnahmenplanung bildet.

Im Pflegeverlauf werden die Inhalte der SIS® in Pflegevisiten und Fallbesprechungen zur Aktualisierung aufgegriffen. Das Strukturmodell zur Steuerung des Pflegeprozesses gliedert sich in vier Elemente:

1. Einstieg in den Pflegeprozess mithilfe der SIS® (Sichtweise pflegebedürftige Person/6 Themenfelder zur fachlichen Einschätzung durch die Pflegefachkraft, Risikomatrix),
2. Maßnahmenplanung auf der Grundlage der Erkenntnisse aus der SIS® (individuelle Pflege- und Betreuungsmaßnahmen),
3. Berichteblatt mit dem Fokus auf Abweichungen von regelmäßig wiederkehrenden Pflege- und Betreuungsabläufen sowie aktuellen Ereignissen,
4. Evaluation (mit Fokus auf Erkenntnissen aus der SIS®, Maßnahmenplanung, Berichteblatt, Pflegevisite, Fallbesprechungen, ärztliche Anordnungen/Verordnungen, Evaluationsdaten im Kontext der Risikoeinschätzung).

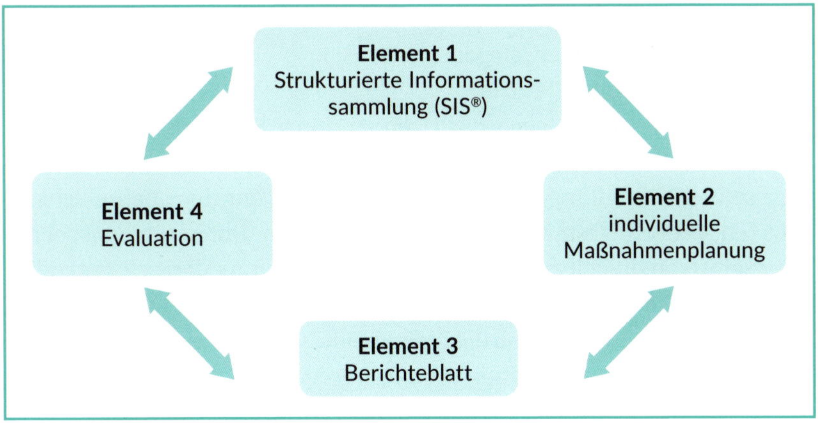

Abb. 3: Die vier Elemente des Strukturmodells.

1.2.1 Die Strukturierte Informationssammlung (SIS®) und das Begutachtungsinstrument (BI) – Element 1

Die SIS® bildet die Basis für den Einstieg in den Pflegeprozess. Ausgangspunkt ist die Darstellung der Sichtweise der pflegebedürftigen Person (ggf. der Angehörigen) zur konkreten Lebens- und Pflegesituation und ihren Wünschen und Bedarfen an Hilfe und Unterstützung. Anschließend wird der Verständigungsprozess zwischen der pflegebedürftigen Person und der Pflegefachkraft mit ihrer fachlichen Einschätzung herausgearbeitet und aufgezeigt. Die gezielte Einbeziehung beider Sichtweisen bildet die Grundlage der pflegerischen und betreuenden Maßnahmen.

Die SIS® untergliedert sich in mehrere Themenfelder:

Feld A:

- Allgemeine Daten wie Name und Geburtsdatum des Pflegebedürftigen, Datum des Gesprächs. Unterschrift der Pflegefachkraft, der pflegebedürftigen Person (ggf. der Angehörigen).

Feld B:

- Einstiegsfragen:
  - Was bewegt Sie im Augenblick?
  - Was benötigen Sie?
  - Was können wir für Sie tun?
  - Tages- und Kurzzeitpflege:
  - Warum kommen Sie zu uns?

    Originalton des Pflegebedürftigen zu seiner Sichtweise der Situation oder, falls erforderlich Einbeziehung von Angehörigen/Freunden zu seinen Vorstellungen zum Hilfebedarf, ggf. Ängsten, Befindlichkeiten, Bedürfnissen, Gewohnheiten, Wünschen, Unterstützungsbedarf, Selbstständigkeit bzw. Erhaltung und Förderung der Selbstständigkeit – also die »Perspektiven des Pflegebedürftigen«. Durch das Zitieren des Originaltons soll die Individualität und Wertschätzung gegenüber dem Pflegebedürftigen betont werden.

Feld C1:

- Fachliche Perspektive und Aushandlungsprozess mit dem Pflegebedürftigen. Dies erfolgt in einer Gliederung mit sechs pflegebezogenen Themenfeldern in Anlehnung an das BI.
- Hinweise zur praktischen Anwendung der Themenfelder:
  - Nutzen Sie alle Felder zur pflegefachlichen Einschätzung. Für den Gesprächsverlauf können Sie sich an den Leitfragen orientieren. Wichtig: beachten Sie hierbei immer die individuelle Situation der pflegebedürftigen Person.
  - Die Ergebnisse der Verständigung zwischen Ihnen und der pflegebedürftigen Person sind zu dokumentieren.
  - Hier können sie ebenso pflegerelevante biografische Informationen und ebenso unterschiedliche Einschätzungen zwischen den Gesprächspartner zur Pflege- und Betreuungssituation dokumentieren.

Feld C2:

- Matrix zur Risikoeinschätzung[5] → Initialassessment
- Erste fachliche Beurteilung der relevanten Risiken und Phänomenen der pflegebedürftigen Person durch die Pflegefachkraft im Abgleich mit den Ergebnissen in den sechs Themenfeldern.
- Bei der Risikomatrix erfolgt die Einschätzung mit ja oder nein. Bei Nein ist die Risikoeinschätzung abgeschlossen. Bei ja folgt ein vertieftes Assessment und die Planung von prophylaktischen Maßnahmen.

[5] Vgl. Projektbüro EinStep (2019): Einführung des Strukturmodells in der ambulanten, stationären und teilstationäre Langzeitpflege. Folienpräsentation zu den bundeseinheitlichen Informations- und schulungsunterlagen (Version 2.0), Berlin. https://www.ein-step.de/schulungsunterlagen/schulungsunterlagen/

- Feld B: Welche Wünsche und Bedürfnisse hat die pflegebedürftige Person direkt oder indirekt thematisiert?
- Feld C1 & C2: In welchen Maße beeinflussen diese Informationen die pflegefachliche Einschätzung die in einzelnen Themenfeldern inklusive der Entscheidungen in der Risikomatrix?
- Feld B und C1: Liegen Verständigungen zu speziellen Wünschen oder unterschiedliche Sichtweisen (Pflegefachkraft/pflegebedürftige Person) bei einzelnen Themen vor? Wurden die Kompromisse dokumentiert? Werden Fähigkeiten zur Förderung oder zum Erhalt der Selbständigkeit der pflegebedürftigen Person erkannt oder von ihr selbst benannt?
- Feld C2: Sind die Einschätzungen in der Risikomatrix plausibel und haben diese Bezug zu den bestehenden Themenfeldern?

Abb. 4: Checkliste der Pflegefachkraft vor Abzeichnung der SIS®.

Fazit

Durch die SIS® (Felder A-C) entsteht Übersicht und Orientierung zur Situation der pflegebedürftigen Person, ihren Bedürfnissen und Bedarfen. Im Fokus steht der Verständigungsprozess (so weit wie möglich) mit der pflegebedürftigen Person (ggf. den Angehörigen) im Kontext der einzelnen Themenfeldern. Gefragt ist nicht die Abarbeitung schematischer Routinen mittels standardisierter Instrumente, sondern verschiedene fachliche Varianten des Vorgehens im Pflege- und Betreuungsprozess, je ja nach individueller Situation der pflegebedürftigen Person.*

* vgl. Projektbüro EinStep, 2024, S. 4

Aufbau und Inhalte der Themenfelder

In der SIS® wird die fachliche Perspektive in sechs pflegebezogenen Themenfeldern erfasst, deren Struktur den Themenfeldern des BI ähnelt.

Die Bezeichnungen der sechs Themenfelder der SIS® lehnen sich an die Bezeichnungen der BI-Module (▶ Tab. 2) an. Mit dem Begutachtungsinstrument wird der Grad der Selbstständigkeit der antragstellenden Person im Rahmen der Feststellung der Pflegebedürftigkeit ermittelt. Wohingegen

Tab. 1: Themenfelder der SIS® im Überblick

Themenfeld	Ambulant/Tagespflege	Stationär
1	Kognitive und kommunikative Fähigkeiten	
2	Mobilität und Beweglichkeit	
3	Krankheitsbezogene Anforderungen und Belastungen	
4	Selbstversorgung	
5	Leben in sozialen Beziehungen	
6	Haushaltsführung	Wohnen/Häuslichkeit

mit dem Konzept der SIS® geklärt wird, wie daraus ableitbare Beeinträchtigungen der Selbstständigkeit überwunden, reduziert oder ausgeglichen werden können. Das Strukturmodell bezieht sich folglich auf den neuen Pflegebedürftigkeitsbegriff.

Tab. 2: Themenfelder der SIS® und Module des BI im Vergleich

Themenfelder der SIS®	Module des BI
2 Mobilität und Beweglichkeit	1 Mobilität
1 Kognitive und kommunikative Fähigkeiten	2 Kognitive und kommunikative Fähigkeiten
Kein eigenes Themenfeld	3 Verhaltensweisen und psychische Problemlagen
4 Selbstversorgung	4 Selbstversorgung
3 Krankheitsbezogene Anforderungen und Belastungen	5 Bewältigung von und selbständiger Umgang mit krankheits- oder therapiebedingten Anforderungen und Belastungen
5 Leben in sozialen Beziehungen	6 Gestaltung des Alltagslebens und sozialer Kontakte
6 Wohnen/Häuslichkeit (stationär); Haushaltsführung (ambulant)	7/8 Außerhäusliche Aktivitäten und Haushaltsführung

Nachfolgend sehen Sie eine Gegenüberstellung der sechs Themenfelder der SIS und den BI-Modulen sowie einen Hinweis zu dem dazugehörigen Expertenstandard.

SIS® Themenfeld 1 – Kognitive und kommunikative Fähigkeiten

Leitgedanken zum Themenfeld 1

Im Themenfeld 1 geht es um die Beschreibung von kognitiven und kommunikativen Fähigkeiten und Beeinträchtigungen, herausfordernden Verhaltensweisen und psychischen Problemlagen. Dazu gehören auch die Handlungs- und Gestaltungsspielräume und die Interaktion der pflegebedürftigen Person. Nicht zu vergessen sind die Sichtweise, die Aussagen der pflegebedürftigen Person zu diesen Aspekten. Zu beachten ist, dass Beeinträchtigungen der kognitiven und kommunikativen Fähigkeiten sich oft auf andere Lebensbereiche auswirken.[6]

Leitfrage

»Inwieweit ist die pflegebedürftige Person in der Lage, sich zeitlich, persönlich und örtlich orientieren und zu interagieren sowie Risiken und Gefahren, auch unter Beachtung von Aspekten des herausfordernden Verhaltens, zu erkennen?«[7]

Wichtig

- Besteht ein relevantes Risiko, muss es hier beschrieben werden (wie z. B. nächtliche Unruhe, Hin- und Weglauftendenz).
- Die Kompensation des Risikos ist im Themenfeld zu beschreiben.
- Der Expertenstandard »Beziehungsgestaltung in der Pflege von Menschen mit Demenz« ist miteinzubeziehen.
- Beeinträchtigungen von kognitiven und kommunikativen Fähigkeiten führen oft zu weiteren Einbußen der Selbstständigkeit.
- Aufgabe der Pflege ist der Erhalt/ die Förderung der geistigen Fähigkeiten/Ressourcen der pflegebedürftigen Person.

---

6 Der Pflegebevollmächtigte... 2017, S. 36
7 Ebd.

Tab. 3: Themenfeld 1 und BI-Module in Stichpunkten (Auszug der SIS® und den BRi – Begutachtungsrichtlinien)

SIS® Themenfeld 1	BI-Module
Kognition und Kommunikation • Orientierung: zeitlich, örtlich, persönlich • Risiken/Gefahren erkennen • Herausforderndes Verhalten erkennen • Mehrschrittige Alltagshandlungen ausführen • Entscheidungen im Alltagsleben treffen • Sachverhalte/Informationen verstehen • Fähigkeit elementare Bedürfnisse mitteilen • Bitten/Aufforderungen verstehen • Sich an einem Gespräch beteiligen	**Modul 2: Kognitive und kommunikative Fähigkeiten** • Erkennen von Personen aus dem näheren Umfeld • Örtliche/zeitliche Orientierung • Erinnern an wesentliche Ereignisse oder Beobachtungen • Steuern von mehrschrittigen Alltagshandlungen • Treffen von Entscheidungen im Alltag • Verstehen von Sachverhalten und Informationen • Erkennen von Risiken und Gefahren • Mitteilen von elementaren Bedürfnissen • Verstehen von Aufforderungen • Beteiligen an einem Gespräch
	Modul 3: Verhaltensweisen und psychische Problemlagen • Motorisch geprägte Verhaltensauffälligkeiten • Nächtliche Unruhe • Selbstschädigendes und autoaggressives Verhalten • Beschädigen von Gegenständen • Physisch aggressives Verhalten gegenüber anderen Personen • Verbale Aggression • Andere pflegerelevante vokale Auffälligkeiten • Abwehr pflegerischer und anderer unterstützender Maßnahmen • Wahnvorstellungen • Ängste • Antriebslosigkeit bei depressiver Stimmungslage • Sozial inadäquate Verhaltensweisen • Sonstige pflegerelevante inadäquate Handlungen

SIS® Themenfeld 2 – Mobilität und Beweglichkeit

Leitgedanken zum Themenfeld 2

Im Themenfeld 2 wird die Mobilität und Bewegung der pflegebedürftigen Person beurteilt und beschrieben. Welche Möglichkeiten hat die pflegebedürftige Person sich zu bewegen, um am Alltagsgeschehen teilzuhaben, um Anregung zu erfahren, den Tag so zu gestalten wie man möchte? Zu beachten ist, dass Verluste in der Mobilität oft mit einer Abnahme der Selbstständigkeit und einer zunehmenden Abhängigkeit von anderen einhergehen. Folglich ist es wichtig sich zu überlegen, wie kann Mobilität und Aktivität gefördert werden.[8]

Leitfrage

»Inwieweit ist die pflegebedürftige Person in der Lage, sich frei und selbstständig innerhalb und außerhalb der Wohnung bzw. des Wohnbereichs, auch unter Beachtung von Aspekten des herausfordernden Verhaltens, zu bewegen?«[9]

Tab. 4: Themenfeld 2 und BI-Module in Stichpunkten (Auszug der SIS® und den BRI)

SIS® Themenfeld 2	BI-Modul
Mobilität und Bewegung • Fortbewegung über kurze Strecken • Fähigkeit zur Fortbewegung • Lageveränderung des Körpers (Positionswechsel, stabile Sitzposition, selbstständiges Aufstehen/Umsetzen, Transfers) • Fortbewegung innerhalb des Wohnbereichs • Treppensteigen • Nutzung von Hilfsmitteln • Freiheitsentziehende Maßnahmen	**Modul 1: Mobilität** • Positionswechsel im Bett • Halten einer stabilen Sitzposition • Umsetzen • Fortbewegung innerhalb des Wohnbereichs • Treppensteigen • Gebrauchsunfähigkeit beider Arme und beider Beine mit vollständigem Verlust der Greif-, Steh- und Gehfunktionen, die nicht durch den Einsatz von Hilfsmitteln kompensiert werden können

[8] Ebd., S. 37
[9] Ebd.

Wichtig

- Besteht ein relevantes Risiko, muss es in diesem Themenfeld beschrieben sein (z. B. Schmerzen, Sturzgefahr, Dekubitus).
- Ein Risiko gilt nur dann als kompensiert, wenn im Themenfeld ersichtlich wird, wodurch das Risiko ausgeglichen ist.
- Folgende Expertenstandards sind einzubeziehen:
  - Expertenstandard Dekubitusprophylaxe in der Pflege,
  - Expertenstandard Sturzprophylaxe in der Pflege,
  - Expertenstandard Erhaltung und Förderung der Mobilität in der Pflege (freiwillige Einführung seit 02/2018 durch den erweiterten Qualitätsausschuss in der Pflege; geplant ist eine Aktualisierung mit Begleitforschung).

SIS® Themenfeld 3 – Krankheitsbezogene Anforderungen und Belastungen

Leitgedanken im Themenfeld 3

In diesem Themenfeld geht es um die gesundheitliche Situation der pflegebedürftigen Person. Wie wirken sich krankheitsbezogene Anforderungen und Belastungen auf die pflegebedürftige Person aus, und resultiert daraus ein pflegerischer Unterstützungsbedarf. Der Unterstützungsbedarf wird pflegefachlich eingeschätzt und individuell beschrieben.

Nachfolgende Aspekte sind hier zu bedenken bzw. einzubeziehen:

- die individuellen krankheitsbedingten Belastungsfaktoren und Reaktionsmuster zur Bewältigung,
- das therapeutische Setting, aber ebenso eingeübte Verfahren zur Entlastung oder Stabilisierung bei sich wiederholenden Ereignissen,
- die Kooperationsfähigkeit der pflegebedürftigen Person oder entsprechender Handlungsbedarf
- Unterstützungsbedarf bei der Bewältigung von Phänomenen (wie z. B. Schmerz, Inkontinenz) oder deren Kompensation.

Die Durchführung ärztlicher An- und Versordnungen erfolgt im Auftrag durch die Pflegefachkraft. Die Dokumentation von Diagnosen, ärztlichen Therapien oder Medikamenten erfolgt gesondert und ist Bestandteil Pflegedokumentation. Die pflegebedürftige Person zu befähigen bzw. zu begleiten, mit diesen Anforderungen umzugehen, ist Ziel der pflegerischen und betreuenden Versorgung.[10]

Leitfrage

»Inwieweit liegen krankheits- und therapiebedingte sowie für die Pflege und Betreuung relevante Einschränkungen bei der pflegebedürftigen Person vor?«[11]

Wichtig

- Besteht ein relevantes Risiko, muss es in diesem Themenfeld beschrieben sein (wie z. B. Schmerzen, Inkontinenz, Ernährung).
- Ein Risiko gilt nur dann als kompensiert, wenn im Themenfeld ersichtlich wird, wodurch das Risiko ausgeglichen ist.
- Folgende Expertenstandards sind einzubeziehen:
  - Expertenstandard Pflege von Menschen mit chronischen Wunden
  - Expertenstandard Schmerzmanagement in der Pflege

---

[10] Ebd., S. 38

[11] Ebd.

Tab. 5: Themenfeld 3 und BI-Module in Stichpunkten (Auszug aus der SIS® und den BRi)

SIS® Themenfeld 3	BI-Module
Individuelle krankheitsbedingte Belastungsfaktoren wie z. B. psychische und physische Faktoren, die den Alltag beeinflussen • Schmerzen • Bewegungseinschränkungen • Unter-Überzuckerung • Antriebslosigkeit • Atemnot **Therapiebedingte Anforderungen/ Belastungen und deren Folgen wie z. B.** • zeitaufwendige Wundbehandlung • physikalische Therapien, die einen Zeitplan erfordern oder Schmerzen mit sich bringen • regelmäßiger Besuch bei der Dialyse **Die Kooperation der pflegebedürftigen Person oder Handlungsbedarf z. B.** • beim Einsatz von Hilfsmitteln, z. B. Sauerstoffgerät, Absauggerät • bei der Medikamenteneinnahme **Evtl. Unterstützung bei der Bewältigung von Phänomenen (z. B. Schmerz) oder deren Kompensation wie z. B.** • Unterstützung im Bereich der Selbstversorgung/Tagesgestaltung • Anleiten, Beratung, Schulung zu Bewältigungsstrategien	**Modul 5: Bewältigung von und selbstständiger Umgang mit krankheits- oder therapiebedingten Anforderungen und Belastungen** • Medikation • Injektionen • Versorgung intravenöser Zugänge (z. B. Port) • Absaugen und Sauerstoffgabe • Einreibungen oder Kälte- und Wärmeanwendungen • Messung und Deutung von Körperzuständen • Körpernahe Hilfsmittel • Verbandwechsel und Wundversorgung • Versorgung mit Stoma • Regelmäßige Einmalkatheterisierung und Nutzung von Abführmethoden • Therapiemaßnahmen in häuslicher Umgebung • Zeit- und technikintensive Maßnahmen in häuslicher Umgebung • Arztbesuche • Besuche anderer medizinischer oder therapeutischer Einrichtungen (bis zu drei Stunden) • Zeitlich ausgedehnte Besuche anderer medizinischer oder therapeutischer Einrichtungen (länger als drei Stunden) • Einhalten einer Diät und anderer krankheits- oder therapiebedingter Verhaltensvorschriften **Modul 3: Verhaltensweisen und psychische Problemlagen** • Siehe Themenfeld 1

SIS® Themenfeld 4 – Selbstversorgung

Leitgedanken im Themenfeld 4

Im Themenfeld 4 geht es um die individuelle Erfassung und Beschreibung der Ressourcen und Selbstpflegedefizite in den Bereichen der Körperpflege, dem An- und Auskleiden, dem Bereich Essen und Trinken sowie der Ausscheidung. Zu bedenken ist, dass sich hierbei die Vorstellungen der pflegebedürftigen Person und der Pflegeperson unterscheiden können. Kulturelle und biografische Aspekte sind mit einzubeziehen. Größtmögliche Selbstständigkeit und Freiräume sind auch in diesen Themenfeld anzustreben, Aushandlungsprozesse sind zu dokumentieren. Folgende weitere Einschätzungen könnten dabei notwendig sein, beispielsweise:

- des Hautzustandes, des Mund-/Zahn-/Ernährungs- und Flüssigkeitsstatus,
- Besonderheiten bei der Nahrungsaufnahme (z. B. oral und Sonde)
- bestehende Beeinträchtigungen im Bereich der Ausscheidungen (z. B. Inkontinenz, Stomaversorgung, Katheterversorgung).[12]

Leitfrage

»Inwieweit ist die Fähigkeit der pflegebedürftigen Person zur Körperpflege, zum Kleiden, zur Ernährung und zur Ausscheidung eingeschränkt?«[13]

Wichtig

- Besteht ein relevantes Risiko, muss es in diesem Themenfeld beschrieben sein (wie z. B. Schmerzen, Inkontinenz, Ernährung).
- Ein Risiko gilt nur dann als kompensiert, wenn im Themenfeld ersichtlich wird, wodurch das Risiko ausgeglichen ist.
- Folgende Expertenstandards sind einzubeziehen:
  - Expertenstandard Förderung der Harnkontinenz in der Pflege
  - Expertenstandard Ernährungsmanagement zur Sicherung und Förderung der oralen Ernährung in der Pflege

[12] Ebd., S. 39f.

[13] Ebd., S. 39

Tab. 6: Themenfeld 4 und BI-Module in Stichpunkten (Auszug der SIS® und den BRi)

SIS® Themenfeld 4	BI-Module
Körperpflege oder sich kleiden • Fähigkeit, Körperpflege selbst durchzuführen, z. B. Zahnpflege, duschen, Haare waschen • Fähigkeit, sich selbst an- und auszuziehen, z. B. Kleidung selbst auszuwählen **Ernährung** • Fähigkeit, Essen und Trinken selbst zu richten und einzunehmen • Art der Nahrung und Trinkaufnahme **Ausscheidung** • Fähigkeit, Toilettengänge selbstständig auszuführen • Störungen im Bereich von Ausscheidungen wie z. B. Obstipation • Toilettentraining oder Transfers auf die Toiletten • Inkontinenzhilfen nicht richtig einsetzen wie z. B. Einlagen	**Modul 4: Selbstversorgung** • Waschen des vorderen Oberkörpers • Körperpflege im Bereich des Kopfes • Waschen des Intimbereichs • Duschen und Baden einschließlich Waschen der Haare • An- und Auskleiden des Oberkörpers • An- und Auskleiden des Unterkörpers • Mundgerechtes Zubereiten der Nahrung und Eingießen von Getränken • Essen • Trinken • Benutzen einer Toilette oder eines Toilettenstuhls • Bewältigen der Folgen einer Harninkontinenz und Umgang mit Dauerkatheter und Urostoma • Bewältigen der Folgen einer Stuhlinkontinenz und Umgang mit Stoma • Ernährung parenteral oder über Sonde

SIS® Themenfeld 5 – Leben in sozialen Beziehungen

Leitgedanken im Themenfeld 5

In diesem Themenfeld geht es darum festzuhalten, wie die pflegebedürftige Person ihren Alltag gestalten möchte und selbst gestalten kann. Thematisiert werden hier die biografischen, religiösen, sozialen, kulturellen, weltanschaulichen bedeutsamen Ansichten der pflegebedürftigen Person. Vorstellungen von Tod und Sterben sollten, wenn möglich, festgehalten werden. Hieraus entsteht ein Bild darüber, wie sich die pflegebedürftige Person z. B. ihr Betreuungsangebot, Tagesgestaltung, soziale Kontakte wünscht. Denken Sie daran Informationsquellen wie die pflegerische Beobachtung und z. B. Angehörige, Freunde, Betreuer miteinzubeziehen.[14]

[14] Ebd., S. 40f.

Zu hinterfragen ist, ob

- der Tagesablauf gestaltet und an äußere Veränderungen angepasst wird,
- es Interaktionen mit Personen im direkten Kontakt (z. B. Angehörige oder Mitbewohner) oder eine Kontaktpflege zu Personen außerhalb des direkten Wohnumfelds gibt.

Im Kontext der Planung von Hilfen sollte geklärt werden, wie motiviert die pflegebedürftige Person ist, ihre Situation zu verändern, wie viel Vertrauen sie in ihre eigenen Fähigkeiten hat und welche Hilfsmittel sie (sinnvoll) einsetzt bzw. nutzt. Auch sollte abgeklärt werden, ob die pflegebedürftige Person weiß, welche Möglichkeiten es in ihrer (veränderten/neuen) Situation gibt. Oft sind diese nicht bekannt.

Leitfrage

»Inwieweit kann die pflegebedürftige Person Aktivitäten im näheren Umfeld und im außerhäuslichen Bereich selbst gestalten?«[15]

Wichtig

- Besteht ein relevantes Risiko, muss es in diesem Themenfeld beschrieben sein (z. B. kognitive Einbußen, Kommunikationsbarrieren, Störungen des Selbstbildes, körperliche Beeinträchtigungen der Mobilität).
- Ein Risiko gilt nur dann als kompensiert, wenn im Themenfeld ersichtlich wird, wodurch das Risiko ausgeglichen ist.
- Der Expertenstandard Beziehungsgestaltung in der Pflege von Menschen mit Demenz ist miteinzubeziehen.

---

[15] Ebd.

Tab. 7: Themenfeld 5 und BI-Module in Stichpunkten (Auszug der SIS® und den BRi)

SIS® Themenfeld 5	BI-Module
Fähigkeit, den Alltag und den Tagesablauf zu gestalten Gestalten von Fortbewegung und Aktivitäten in und außer Haus Kontaktpflege/Interaktion wie z. B. mit Freunden, Angehörigen oder Personen außerhalb des direkten Wohnumfeldes Ruhen und schlafen Weltanschauliche und konfessionelle Aspekte Hinweise zum Thema Tod und Sterben	**Modul 6: Gestaltung des Alltagslebens und sozialer Kontakte** • Gestaltung des Tagesablaufs und Anpassung an Veränderungen • Ruhen und Schlafen • Sich beschäftigen • Vornehmen von in die Zukunft gerichteten Planungen • Interaktion mit Personen im direkten Kontakt • Kontaktpflege zu Personen außerhalb des direkten Umfelds **Modul 7: Außerhäusliche Aktivitäten (nicht pflegegradrelevant)** • Verlassen des Bereichs der Wohnung oder der Einrichtung • Fortbewegen außerhalb der Wohnung oder Einrichtung • Nutzung öffentlicher Verkehrsmittel im Nahverkehr • Mitfahren in einem Kraftfahrzeug • Teilnahme an kulturellen, religiösen oder sportlichen Veranstaltungen • Besuch eines Arbeitsplatzes, einer Werkstatt für Menschen mit Behinderungen, einer Einrichtung der Tages- und Nachtpflege oder eines Tagesbetreuungsangebots • Teilnahme an sonstigen Aktivitäten mit anderen Menschen

SIS® Themenfeld 6 – Haushaltsführung/Wohnen/Häuslichkeit

Leitgedanken im Themenfeld 6a Haushaltsführung ambulant

In diesem Themenfeld geht es darum zu beschreiben, inwieweit die pflegebedürftige Person selbstständig und/oder Unterstützung in der Organisation und der Versorgung der Haushaltsführung (z. B. Einkaufen, Kochen, Waschen, Putzen) benötigt. Einzubeziehen sind unterstützende Personen, welche bei der Haushaltsführung mitwirken, inklusive möglicher Abstimmungsprozesse. Bei auftretenden Veränderungen in der Haushaltsführung ist es wichtig, die pflegebedürftigen Personen so zu unterstützen, um einen Verbleib in der Häuslichkeit sicherzustellen. Veränderungen im Bereich der Haushaltsführung treten oft sehr früh auf und können als Alarmzeichen für gesundheitliche Probleme angesehen werden.[16]

Leitgedanken im Themenfeld 6b Wohnen/Häuslichkeit stationär
Ziel in diesem Themenfeld ist es, die Wünsche der pflegebedürftigen Person hinsichtlich der Ausgestaltung des Wohnraumes zu besprechen und gemeinsam umzusetzen. Es geht um die Schaffung einer wohnlichen Atmosphäre mit Rückzugsmöglichkeiten, welche Wohnlichkeit, Sicherheit und Vertrauen ausstrahlt. Eigene Möbel, Bilder und eine freundliche Farbgestaltung tragen dazu bei, sich in der neuen Umgebung zu orientieren und wohlzufühlen.[17]

Leitgedanken im Themenfeld 6c Erhalt und Förderung von Alltagsfähigkeiten bzw. Sicherstellung von Rückzugsbedürfnissen (Tagespflege)
In diesem Themenfeld geht es um die Stärkung und Förderung der Alltagskompetenz des Tagesgastes, durch gezielte Maßnahmen während des Aufenthalts in der Tagespflege. Welche Wünsche hat der Tagesgast, z. B. nach Autonomie, Geselligkeit oder Ruhe?[18]

Leitgedanken im Themenfeld 6d Wahrung der Individualität während des Aufenthalts/Erste Einschätzung zur weiteren Versorgung nach der Kurzzeitpflege
In diesem Themenfeld geht es um die Wahrung der Individualität auch während des Aufenthaltes in der Kurzzeitpflege. Wie empfindet die pflegebedürftige Person ihre veränderte gesundheitliche und/oder häusliche Situation? Wie schätzt die Pflegefachkraft die Versorgung der pflegebedürftigen Person nach dem Kurzzeitpflegeaufenthalt ein? Welche Aspekte sind hierbei einzubeziehen? Wer muss in diesem Kontext einbezogen werden? Wo besteht Klärungsbedarf?[19]

---

[16] Ebd., S. 41
[17] Ebd., S. 42
[18] Ebd., S. 43
[19] Ebd., S. 43

Tab. 8: Themenfeld 6 und BI-Module in Stichpunkten (Auszug der SIS® und den BRi)

SIS® Themenfeld 6		BI-Module
Ambulant • Fähigkeit, den Haushalt selbst zu führen und zu organisieren • Einkaufen, kochen, waschen • Aufräum- und Reinigungsarbeiten • Nutzung von Dienstleistungen • Umgang mit finanziellen Angelegenheiten • Umgang mit Behörden • Beschreibung von arbeitsteiligem Vorgehen in der Versorgung (durch Angehörige) • Beschreibung von Konflikt/Risiko und Aushandlungssituationen in Bezug auf die Versorgung	**Stationär** • Beschreibung der Bedürfnisse und Bedarfe im Hinblick auf Wohnen und Häuslichkeit • Gestaltung des Zimmers entsprechend der Gewohnheiten • Gestaltung der Versorgungsabläufe • Schaffung von Sicherheit durch Vertrautheit • Nutzung von Dienstleistungen, z. B. Friseur, Einkaufsdienste	**Modul 8: Haushaltsführung (nicht pflegegradrelevant)** • Einkaufen für den täglichen Bedarf • Zubereitung einfacher Mahlzeiten • Einfache Aufräum- und Reinigungsarbeiten • Aufwendige Aufräum- und Reinigungsarbeiten einschließlich Wäschepflege • Nutzung von Dienstleistungen • Umgang mit finanziellen Angelegenheiten • Umgang mit Behördenangelegenheiten

Wichtig

- Besteht ein relevantes Risiko, muss es in diesem Themenfeld beschrieben sein (z. B. Einbußen in der Haushaltsführung).
- Ein Risiko gilt nur dann als kompensiert, wenn im Themenfeld ersichtlich wird, wodurch das Risiko ausgeglichen ist.

Die Risikomatrix in der stationären, ambulanten Pflege bzw. Tagespflege

Die SIS® soll eine umfassende Darstellung und Orientierung der Gesamtsituation des Pflegebedürftigen ermöglichen. Mit einer Risikomatrix (stationär, ambulant, Tagespflege) erfolgt nun eine Risikoeinschätzung (▶ Abb. 5).

Die Pflegefachkraft stellt sich die Frage:	
»Gibt es aufgrund der dokumentierten Informationen in einem oder mehreren Themenfeldern Hinweise auf ein Risiko?« Beantwortung der Frage mit ja oder nein	
Falls nein ⇨ ist die Einschätzung abgeschlossen	**Falls ja** ⇨ ist die nächste Frage zu beantworten »Ist eine weitere Einschätzung notwendig – ja oder nein?«
»Ist eine weitere Einschätzung notwendig – ja oder nein?«	
Trifft nein zu, ⇨ Planung von Maßnahmen, da aus pflegefachlicher Sicht genügend Informationen aus der SIS® (den Themenfeldern) einschließlich der Risikomatrix vorliegen.	**Trifft ja zu,** Die Pflegefachkraft legt fest, womit die weitere Einschätzung erfolgen soll (z. B. durch befristete Beobachtungsphase oder weitere Fachexpertise oder standardisierte Instrumente). Je nach Entscheidung fließt das Ergebnis in den Maßnahmenplan ein*

* (vgl. Der Beauftragte der Bundesregierung für die Belange der Patientinnen und Patienten sowie Bevollmächtigter für Pflege 2016, S. 2).

Abb. 5: Praktische Anwendung der Risikomatrix in der stationären, ambulanten Pflege bzw. Tagespflege

Frage: Risiko vorhanden?		
Ja		Nein
Frage: Ist eine weitere Einschätzung notwendig?		Ende
Falls ja, Entscheidung für weitere Einschätzung:	Falls nein	Veränderungen im Berichteblatt
Befristete Beobachtungsphase, Assessment etc.	Ende	Evaluation, ggf. Neueinschätzung
Maßnahmenplan > Prophylaxen	Veränderungen im Berichteblatt	
Veränderungen im Berichteblatt	Evaluation, ggf. Neueinschätzung	
Evaluation, ggf. Neueinschätzung		

Abb. 6: Praktische Anwendung der Risikomatrix im Überblick

Risikomatrix: Aufgaben der Pflegefachkraft

- In der Risikomatrix sind für jedes Themenfeld in Kombination aller Risikobereiche diese Einschätzungs- und Entscheidungsschritte durchzuführen.
- Wurden alle in der Matrix genannten Risikobereiche eingeschätzt, können Sie in der Spalte »Sonstiges« Ergänzungen vornehmen. Das Vorgehen der Einschätzung erfolgt wie oben beschrieben. Die Spalte kann, muss aber nicht genutzt werden!

Beachten Sie:
Prophylaxen werden nicht hier, sondern im individuellen Maßnahmenplan dokumentiert.

Auf der Ebene der Risikomatrix wird ausschließlich eine (Erst-)Einschätzung zu bestehenden Risiken vorgenommen. Tritt eine Veränderung (akut oder schleichend) bezogen auf die Situationseinschätzung des Pflegebedürftigen auf, wird dies durch die Dokumentation der Abweichungen im Berichteblatt rechtzeitig erkennbar. Anschließend kommt es zu einer erneuten Einschätzung der Situation durch Evaluation. Je nach Ergebnis erfolgt eine Anpassung des Maßnahmenplanes und ggf. der SIS®.

Wichtig

Die Krankenbeobachtung ist grundlegender Bestandteil des pflegefachlichen Handelns.

1.2.2 Die Maßnahmenplanung bzw. Tagesstruktur – Element 2

In der SIS® gibt es kein einheitliches Dokument für die Maßnahmenplanung. Dies liegt in der Verantwortung jeder Pflegeeinrichtung bzw. jedes Pflege- und Qualitätsmanagements. Basis der Maßnahmenplanung sind die Erkenntnisse aus der SIS®. Nach dem personzentrierten Ansatz sind Maßnahmen »angebotene Unterstützungsleistungen«, bei denen stets zu klären ist, ob diese vom Pflegebedürftigen angenommen oder abgelehnt werden. Die Maßnahmenplanung ist das Instrument für etablierte Maßnahmen. Konkret können vorläufige oder zu erprobende Maßnahmen am Anfang des Versorgungsauftrags im Pflegebericht dokumentiert und evaluiert werden, bevor diese dauerhaft in den Maßnahmenplan integriert werden.[20] In der Maßnahmenplanung werden die wichtigen Aspekte immer wiederkehrender Pflege- und Betreuungsmaßnahmen fachlich aussagekräftig und genau dokumentiert. Folgende Inhalte können in den Maßnahmenplan einbezogen werden:

- Darstellung von Wünschen, Vorlieben, Ritualen etc.
- Festlegung von wiederholten Maßnahmen in den Bereichen der Grundpflege, Betreuung und Hauswirtschaft.

[20] Vgl. Projektbüro EinStep, 2024, S. 7

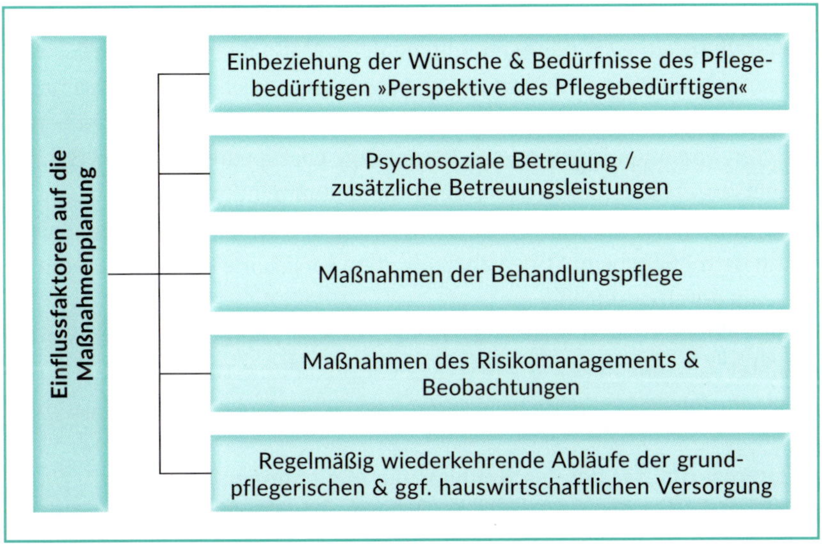

Abb. 7: Einflussfaktoren auf die individuelle Maßnahmenplanung.*   * Ebd., S. 60

- Maßnahmen abgeleitet aus dem Risikomanagement oder deren befristete Beobachtung.
- Hinweise zu zusätzlichen Betreuungsleistungen.
- Maßnahmen zur Behandlungspflege.
- Hinweise zur Pflegeorganisation oder vereinbarte individuelle Unterstützung für definierte Situationen.[21]

Grundprinzipien der Maßnahmenplanung

Die Maßnahmenplanung erfolgt nur, wenn ein Hilfe- oder Unterstützungsbedarf besteht.

Ambulante Pflege:

- Erstellung einer Maßnahmenplanung für die mit dem Pflegebedürftigen vereinbarten Leistungen.

Teilstationäre Pflege:

- Erstellung einer Maßnahmenplanung nur für Leistungen im Kontext der Besuchszeit z. B. in der Tagespflegeeinrichtung.

---

[21] Ebd., S. 59

Zu Beginn des Pflege- und Betreuungsauftrags:

- Erstellung eines (vorläufigen) individuellen Maßnahmenplans idealerweise durch die Pflegefachkraft, welche das Erstgespräch durchgeführt hat.
- Wichtige Informationen von An- und Zugehörigen oder anderen beteiligten Personengruppen (z. B. Betreuung, Therapeuten, Hauswirtschaft, Seelsorge) kann dies in die Maßnahmenplanung miteinfließen.
- Zu empfehlen ist, vor Vervollständigung des Maßnahmenplans diesen mit dem Pflegebedürftigen abzustimmen sowie eine Fallbesprechung im Team durchzuführen.
- Bei unklaren Situationen (physischer, sozialer, oder psychischer Natur) bietet sich eine Abklärung bzw. Evaluation durch z. B. eine befristete Beobachtung an.[22]

Differenziertheit in der Beschreibung der Maßnahmen:

- Bei pflegebedürftigen Personen, die sich selbst äußern können, werden ausreichende aber weniger differenzierte Beschreibungen der Maßnahmen benötigt im Vergleich zu pflegebedürftigen Personen, die kognitiv schwer beeinträchtigt sind.
- Im Maßnahmenplan sollen standardisierte pflegerische Vorgehensweisen abgebildet werden, während nur individuelle Abweichungen, wie spezifische Pflegemittel, Wassertemperatur oder besondere Routinen, gesondert beschrieben werden.[23]

Fazit

Die Maßnahmenplanung kann nicht losgelöst von den anderen Bestandteilen der Dokumentation betrachtet werden, weil die einzelnen Elemente aufeinander aufbauen und sich ergänzen.*

* Ebd., S. 8

[22] Ebd., S. 7

[23] Ebd., S. 8

Einzelleistungsnachweise

Im Sinne der SIS® müssen bei Einhaltung der **Prinzipien des Strukturmodells** regelmäßig wiederkehrende Handlungen in der grundpflegerischen Pflege und Betreuung nicht mehr einzeln dokumentiert werden.[24]

Stationärer Pflegebereich

Die Dokumentation der Behandlungspflege bleibt gleich. Einzelfallnachweise werden benötigt

- für Leistungen der Behandlungspflege,
- für zusätzliche Betreuungsleistung,
- für den Bewegungs- und Lagerungsplan,
- im Rahmen des Risikomanagements, z. B. Trink- und Ernährungsprotokolle.

Ambulanter Pflegebereich

Im Unterschied zum stationären Bereich werden in der ambulanten Pflege weiterhin Einzelleistungsnachweise für alle erbrachten Maßnahmen bzw. Leistungen gemäß abgeschlossenem Vertrag zu Abrechnungszwecken geführt.[25]

Tagespflege

In der Tagespflege erfolgt die Dokumentation genauso wie in der stationären Pflege, aber nur für den Zeitraum der Anwesenheit der Tagespflegegäste in der Einrichtung.

---

[24] Ebd.

[25] Ebd., S. 110

Fazit

Die Maßnahmenplanung ist handlungsleitend für alle an der Pflege und Betreuung beteiligten Personen. Sie enthält kurz und knapp entlang der Tagesstruktur (24 h) alle erforderlichen Informationen zu Maßnahmen der Pflege, der Betreuung, des Risikomanagements sowie der Behandlungspflege.

Basis sind die Erkenntnisse (aller an der Pflege und Betreuung beteiligten Personen) aus den Feldern der SIS®:
- A Grundbotschaft,
- B Themenfelder,
- C Risikomatrix.

Wenn interne Verfahrensanleitungen für Routinemaßnahmen in der Pflege und Betreuung vorliegen, kann auf diese verwiesen werden. Konkret wird dann beschrieben, wie im Einzelfall aufgrund bestehender individueller Bedarfe und Bedürfnisse, davon abgewichen werden kann.*

* Ebd., S. 4f

1.2.3 Das Berichteblatt – Element 3

Das Prinzip des Berichteblatts konzentriert sich auf die Dokumentation von Inhalten wie beispielsweise:
- die Dokumentation von Abweichungen (in der Maßnahmenplanung) bei immer wiederkehrenden Maßnahmen der grundpflegerischen Versorgung, der Betreuung, der Hauswirtschaft,
- die zielgerichtete/geplante und zeitlich befristete Beobachtung auf Basis der Erkenntnisse der SIS® und der Risikomatrix,
- die Dokumentation von akuten Veränderungen oder (positiven wie negativen) Ereignissen und ggf. Reaktionen sowie bei Bedarf Verlaufsinformationen (z. B. aus festgesetzten Beobachtungszeiträumen).

Alle an der Pflege und Betreuung beteiligten Berufsgruppen (ggf. therapeutisches Fachpersonal) nutzen das Berichteblatt, mit dem Ziel einer übersichtlichen und schnellen Erfassung von Veränderungsprozessen. Die Durchführung von regelmäßig wiederkehrenden Maßnahmen der grundpflegerischen Versorgung und Betreuung, Zwischenschritte und Selbstverständlichkeiten müssen im Berichteblatt nicht dokumentiert werden.[26] Das Berichteblatt wird somit zu einer bereichsübergreifenden Kommunikations- und Informationsplattform aller an der Pflege und Betreuung beteiligten Personengruppen.[27]

Folglich werden Informationsverluste und Doppeldokumentation vermieden. So kann es gelingen, dass Veränderungen beim Pflegebedürftigen z. B. im gesundheitlichen Befinden und ein erforderlicher Evaluationsbedarf von einzelnen Maßnahmen frühzeitig erkannt und umgesetzt werden.[28]

Der Verzicht auf Einzelnachweise ist damit verbunden, dass:

- Interne Verfahrensanweisungen zu sogenannten immer wiederkehrenden, grundpflegerischen (Routine-)Maßnahmen vorhanden und bekannt sind,
- Regelungen hierzu beispielsweise im Qualitätsmanagement oder in den Einarbeitungsunterlagen, für neue Mitarbeiter/-innen mit Protokoll der Kenntnisnahme vorliegen.[29]

»Aus haftungsrechtlichen Gründen wird es im Rahmen der Behandlungspflege für sinnvoll und notwendig erachtet, an einer fortlaufenden Abzeichnung der durchgeführten Maßnahmen festzuhalten. Dies erfolgt durch diejenige Person, welche die Maßnahme erbracht hat und wird ggf. um Hinweise im Berichteblatt ergänzt (s. Kasseler Erklärung, Januar 2014)«.[30]

---

[26] Ebd., S. 82
[27] Ebd., S. 96
[28] Ebd., S. 5
[29] Ebd., S. 5
[30] Ebd., S. 5

1.2.4 Die Evaluation – Element 4

Die Evaluation und Reflexion der Pflegesituation erfolgt in individuell nach fachlichem Ermessen festzulegenden Abständen, z. B. in Abhängigkeit von den stabilen oder instabilen Gesundheitssituationen des Pflegebedürftigen. Parallel kann auch durch das interne Qualitätsmanagement eine routinemäßige Überprüfung der Maßnahmenplanung festgelegt werden. Fachlich ist es nicht erforderlich, bei jeder Veränderung der Maßnahmenplanung ebenfalls die SIS® zu ändern. Dies würde einer schlanken Pflegedokumentation im Wege stehen.

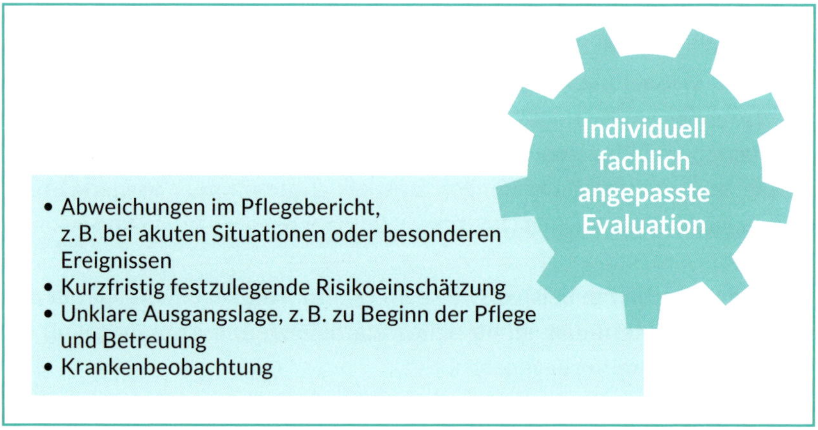

Abb. 8: Inhalte der Evaluation

2 Varianten zur Strukturierung der Maßnahmenplanung

In der Maßnahmenplanung werden routinemäßige[31] und wiederkehrende Abläufe der grundpflegerischen Versorgung sowie der Betreuung handlungsleitend und übersichtlich abgebildet. Handlungsleitend bedeutet, dass aus fachlicher Sicht und aus der Perspektive des Pflegebedürftigen bestimmte Leistungen zu einem festgelegten Zeitpunkt erbracht werden. Diese unterstützenden oder pflegerischen Maßnahmen, die mehrmals täglich in der gleichen Art durchgeführt werden (z. B. das Bereitstellen von Mahlzeiten) können einmal beschrieben und dann mit einem Kürzel in die Tagesstruktur integriert werden. Konkret stellt die Struktur der Maßnahmenplanung nachvollziehbar das »Wer, Was, Wie, Wo und Wann« dar. Ziele sind immanenter Bestandteil der Maßnahmenplanung. Dies wird durch die Darstellung der Wahrnehmung des Pflegebedürftigen deutlich. Die tatsächlichen Maßnahmen spiegeln sich in den Ergebnissen dieses Prozesses wider. Die ausführende Pflegefachkraft bezieht somit die Erkenntnisse aus der SIS® mit ein.[32]

[31] Bei Routinemaßnahmen in der Pflege und Betreuung für die internen Verfahrensanleitungen bestehen, kann darauf verwiesen werden. Im Maßnahmenplan ist dann darzustellen, wie im Einzelfall davon abgewichen werden kann (vgl. Projektbüro EinStep, 2024, S. 4f).

[32] A.a.O., S. 50

2.1 Maßnahmenplanung stationär, Tagespflege bzw. Kurzzeitpflege – Varianten

2.1.1 Variante 1: Stationär – Themenfelder kompakt

Wünsche und Vorlieben des Pflegebedürftigen werden der individuellen Tagesstrukturierung als Grundbotschaft vorangestellt. So wird der personenzentrierte Ansatz im Strukturmodell auch im Maßnahmenplan gestärkt. In den Themenfeldern werden die alltäglichen pflegerischen Handlungen und Betreuungsangebote sowie bestehenden Prophylaxen strukturiert dargestellt. Die Maßnahmen der Behandlungspflege werden gesondert aufgeführt.[33]

Inhalt Maßnahmenplan/Tagesstruktur

- Beschreibung der individuellen Wünsche und Vorlieben des pflegebedürftigen Menschen.
- Eingehen auf einzelne Themenfelder.
- Beschreibung der Routinepflegemaßnahmen und Integration der Prophylaxen.

Beispiel **Herr W. und die Maßnahmen**

Grundbotschaft (individuelle Wünsche und Bedürfnisse)

- »Herr W. möchte nicht mehr allein sein, unterhält sich gern über Sport (Fußball).«
- »Er ist es gewohnt, Hemden zu tragen, lehnt Jogginghosen ab, da dies unordentlich aussähe.«
- »Vor 22:00 Uhr möchte er nicht schlafen gehen.«

Kognitive und kommunikative Fähigkeiten

- »Er hört gut, ist geistig fit, sieht aber schlecht, kann sich dennoch ausreichend in der Einrichtung orientieren.«
- »Lesen ist nur noch mit starker Vergrößerung möglich (Lupe).«

---

[33] A.a.O., S. 51

Mobilität und Beweglichkeit:
- »Er benötigt Hilfe beim Aufstehen und bei allen Transfers – sitzt im Rollstuhl.«
- »Er kann wenige Schritte mit Hilfe gehen.«
- »Er kann sich mit Rollstuhl selbstständig fortbewegen.«
- »Er nimmt an Gymnastikangeboten selbstständig teil.«

2.1.2 Variante 2: Stationär, Kurzzeitpflege bzw. Tagespflege – Tagesstruktur kompakt

Der vollständige Tagesablauf mit den alltäglichen pflegerischen Handlungen und Betreuungsangeboten wird in zeitlicher Reihenfolge für 24 Stunden beschrieben. In der Tagespflege bezieht sich die Maßnahmenplanung/Tagestruktur auf die Zeit der Anwesenheit des Pflegebedürftigen in der Einrichtung. Hierbei wird der persönlich bevorzugte Zeitpunkt der Leistungserbringung zu Maßnahmen der Behandlungspflege sowie eventuelle Prophylaxen einbezogen.[34]

Inhalt Maßnahmenplan/Tagesstruktur
- Beschreibung des vollständigen Tagesablaufes in zeitlicher Reihenfolge über 24 Stunden oder Tagesablauf während der Anwesenheit in der Tagespflegeeinrichtung (alltägliche pflegerische Handlungen und Betreuungsangebote).
- Zeitpunkte der Leistungserbringung nach Wunsch des Pflegebedürftigen.
- Integration von Maßnahmen der Behandlungspflege und Prophylaxen.

[34] Ebd.

Beispiel **Die Tagesstruktur**

7:30 Uhr	Hilfe beim Aufstehen; gehen mit Unterstützung ins Bad, Toilettengang; waschen am Waschbecken; Oberkörper wäscht er selbst, benötigt Hilfe beim Rücken, den Füßen; bereitlegen von Kamm, Zahnpflege- und Rasierutensilien. Nur Hilfe beim Ankleiden des Unterkörpers; bevorzugte Duschtage: mittwochs und samstags
8:15 Uhr	Frühstück (schwarzer Kaffee mit 2 Löffeln Zucker, 2 Schwarzbrote (1x mit Käse und 1x mit Honig belegt, viel Butter); kann sich Mahlzeiten selbst richten, isst mit Besteck, kommt gut zurecht
9:00 Uhr	Setzt sich im Speisesaal in den Fernsehsessel bzw. hört Radio (überwiegend Nachrichten)
10:00 Uhr	Teilnahme an der Gymnastik zur Sturzprävention (fährt mit dem Rollstuhl hin)
11:00 Uhr	Unterstützung beim Toilettengang
12:00 Uhr	Nimmt seine Speisen im Aufenthaltsraum ein; Essen richten und servieren. Er mag kein Curry und keine klein geschnittenen Speisen, isst aber gern Suppen.
13:00 Uhr	Unterstützung beim Toilettengang; ruht im Zimmer; setzt sich dazu in seinen Fernsehsessel und hört gern Radio (klassische Musik)

2.1.3 Variante 3: Stationär bzw. Tagesstruktur rational

Voranstellung der persönlichen Wünsche sowie detaillierte Darstellung der 24-Stunden-Versorgung. Dabei werden wiederkehrende pflegerische Handlungen im Tagesablauf nur einmal beschrieben und im weiteren Tagesverlauf mit einem Kürzel gekennzeichnet.

Hierbei werden der persönlich bevorzugte Zeitpunkt der Leistungserbringung zu Maßnahmen der Behandlungspflege sowie eventuelle Prophylaxen einbezogen.[35]

Inhalt Maßnahmenplan/Tagesstruktur

- Voranstellung der persönlichen Wünsche.
- Darstellung der 24-Stunden-Versorgung.
- Wiederkehrende pflegerische Handlungen durch Kürzel kennzeichnen.
- Zeitpunkt der Leistungserbringung nach Wunsch des Pflegebedürftigen.
- Integration von Maßnahmen der Behandlungspflege und Prophylaxen.

Beispiel **Die Tagesstruktur**

7:30 Uhr Hilfe beim Aufstehen; gehen mit Unterstützung ins Bad, Toilettengang; waschen am Waschbecken; Oberkörper wäscht er selbst, benötigt Hilfe beim Rücken, Füßen; bereitlegen von Kamm, Zahnpflege- und Rasierutensilien. Nur Hilfe beim Ankleiden des Unterkörpers; bevorzugte Duschtage: mittwochs und samstags

8:15 Uhr Frühstück (schwarzer Kaffee mit 2 Löffeln Zucker, 2 Schwarzbrote (1x mit Käse und 1x mit Honig belegt, viel Butter), kann sich Mahlzeiten selbst richten, isst mit Besteck, kommt gut zurecht

9:00 Uhr Setzt sich im Speisesaal in den Fernsehsessel bzw. hört Radio (überwiegend Nachrichten); G

---

[35] Ebd.

10:00 Uhr	Teilnahme an der Gymnastik zur Sturzprävention (fährt mit dem Rollstuhl hin)
11:00 Uhr	T
12:00 Uhr	M; mag kein Curry und keine klein geschnittenen Speisen, isst aber gern Suppen; G (1 Glas Bier) bereitstellen (abends ebenso)
13:00 Uhr	T; ruht im Zimmer; setzt sich dazu in seinen Fernsehsessel – hört gern Radio (klassische Musik)

T = Toilettengang
M = Einnahme einer Mahlzeit
G = Getränk bereitstellen

2.1.4 Variante 4: Maßnahmenplanung ambulant

Die ambulante Maßnahmenplanung orientiert sich an Art und Umfang der vereinbarten Leistungen gemäß dem Pflegevertrag. Als praktikabel hat sich eine Strukturierung nach individuell ausgestalteten Leistungskomplexen in Kombination mit den Themenfeldern der SIS® erwiesen. Möglich ist auch eine Detailbeschreibung der Pflegeorganisation des Einsatzes in Kombination mit den Leistungskomplexen inklusive einer zeitlichen Festlegung.[36]

Die erfolgte Beratung zu bestehenden Risiken ist weiterhin zu dokumentieren. Dabei müssen nicht schematisch alle möglichen Risikobereiche angesprochen werden. Konkret orientiert sich der Umfang der zu berücksichtigenden Bereiche immer an der individuellen Situation des pflegebedürftigen Menschen. Durch den Pflegebedürftigen eingeübte Praktiken der Kompensation sind einzubeziehen. Je nach Sachlage fließt das wiederholte Ansprechen eines erkannten Problems in die Maßnahmenplanung mit ein. Die erbrachten Leistungen in der ambulanten Pflege sind zu Abrechnungszwecken abzuzeichnen.[37]

[36] A.a.O., S. 52
[37] Ebd.

Inhalt Maßnahmenplan/Tagesstruktur

- Orientierung an der häuslichen Versorgung sowie individuell vereinbarter Leistungen gemäß dem Pflegevertrag.
- Untergliederung nach den individuellen Leistungskomplexen in Kombination mit Themenfeldern.

Beispiel **Herr W. und die nötigen Maßnahmen**

Grundbotschaft (individuelle Wünsche und Bedürfnisse): Selbstversorgung:
LK: montags und freitags um ca. 10:00 Uhr beim Baden helfen

- Herr W. zieht sich selbst aus.
- Er benötigt Hilfe beim Transfer in die Badewanne (Hilfsmittel Badelifter).
- Er benötigt Hilfe beim Waschen der Haare und des Rückens.
- Er muss beim Ausstieg aus der Wanne unterstützt werden.
- Beim Abtrocknen helfen, danach mit Lotion eincremen.
- Beim Ankleiden helfen.

2.2 Exkurs: Fragen im Kontext der Körperpflege sowie von Hilfsmitteln

In der täglichen Praxis kommen im Zusammenhang mit der Ausführlichkeit der Abbildung der Körperpflege und/oder von Hilfsmitteln in der Maßnahmenplanung immer wieder Fragen auf.
Was muss denn explizit in der Maßnahmenplanung abgebildet werden? Nachfolgend erhalten Sie zu oft gestellten Fragen Antworten.

Oft gestellte Fragen zur Körperpflege

Ist es erforderlich, dass Pflegeprodukte im Maßnahmenplan aufgeführt werden?

Hautreinigungs- und Hautpflegemittel (z. B. Körperlotion) sind nur zu benennen, wenn ein Hilfebedarf besteht oder der pflegebedürftige Mensch ausdrücklich Wünsche dazu äußert.[38]

[38] Ebd., S. 10

Ist es notwendig, dass die Wassertemperatur im Maßnahmenplan angegeben wird?
Eine Angabe zur Wassertemperatur ist nur erforderlich, wenn individuelle Wünsche (z. B. kaltes Wasser) bestehen.[39]

Ist es notwendig, dass die Duschposition im Maßnahmenplan dargestellt wird?
Wenn die Verfahrensanleitung das Duschen im Sitzen auf einem Duschhocker als Standard festlegt, müssen nur individuelle Abweichungen (z. B. Duschen im Stehen) dokumentiert werden.[40]

Wie muss die Nagelpflege geplant werden?
- Ist die Nagelpflege in der Verfahrensanleitung zur Körperpflege enthalten, muss sie nicht gesondert im Maßnahmenplan erwähnt werden.
- Individuelle Wünsche sind jedoch zu dokumentieren.[41]

Was ist bei der Nachsorge des Toilettengangs und der Inkontinenzversorgung zu beachten?
- Der Unterstützungsbedarf muss nachvollziehbar dokumentiert werden.
- Falls bereits Angaben zu Fähigkeiten beim Ankleiden vorliegen und keine individuellen Wünsche bestehen, reicht die Planung als »Hilfe beim Toilettengang« aus. Vorgaben des internen Qualitätsmanagements sind ggf. zu berücksichtigen.[42]

Oft gestellte Fragen im Zusammenhang mit Hilfsmittel

Die Beschreibung des Umgangs mit Hilfsmitteln ist nur erforderlich, wenn ein Unterstützungsbedarf besteht.

Ist es erforderlich, dass der Batteriewechsel eines Hörgeräts im Maßnahmenplan beschrieben wird?
- Ein Batteriewechsel erfolgt bei Bedarf, wenn der pflegebedürftige Mensch Unterstützung benötigt, z. B. aufgrund eingeschränkter Feinmotorik.

[39] Ebd., S. 10
[40] Ebd., S. 10
[41] Ebd., S. 10
[42] Ebd., S. 10

- Der Unterstützungsbedarf muss in der Dokumentation ersichtlich sein, eine Aufnahme in den Maßnahmenplan ist nicht notwendig.[43]

Ist der Umgang mit einer Brille (Reinigung, Auf- und Absetzen) im Maßnahmenplan aufzuführen?

- Die Unterstützung beim Reinigen oder dem Auf- und Absetzen einer Brille ist nur zu dokumentieren, wenn ein Hilfebedarf besteht, z. B. aufgrund kognitiver Einschränkungen.
- Standardisierte Abläufe gemäß einrichtungsinternen Vorgaben müssen nicht detailliert beschrieben werden.
- Individuelle Abweichungen oder besondere Wünsche sind jedoch im Maßnahmenplan festzuhalten.[44]

2.3 Ausführlichkeit des Maßnahmenplans im Kontext des Risikomanagements

Umgang mit Risiken durch Bewegungseinschränkungen

- Bewegungseinschränkungen sind in der Pflegedokumentation verständlich zu beschreiben.
- Einzelne Risiken (z. B. Kontrakturrisiko) müssen nicht gesondert benannt werden, da sie bereits in der SIS®/Risikomatrix erfasst sind.
- Maßnahmen zur Unterstützung bei Bewegungseinschränkungen sind im Maßnahmenplan zu berücksichtigen.[45]

Lagerung und Positionierung bei Dekubitusrisiko

- Der Maßnahmenplan muss ein maximales, bewegungsfreies Intervall sowie die angewendeten Lagerungsarten und Hilfsmittel enthalten.
- Individuelle gesundheitliche Beeinträchtigungen (z. B. Apoplex) sind zu berücksichtigen.

---

[43] Ebd., S. 11
[44] Ebd., S. 11
[45] Ebd., S. 11

- Konkrete Uhrzeiten sind nicht erforderlich, jedoch muss die Durchführung der Positionswechsel, z. B. in einem Bewegungsplan, mit Zeitangaben nachvollziehbar dokumentiert werden.[46]

Umgang mit Risiken im Ernährungsmanagement

- Wird in der SIS® oder im Verlauf (Berichteblatt) ein Ernährungsrisiko festgestellt oder vermutet, ist eine genauere Beobachtung erforderlich.
- In solchen Fällen kann ein befristetes Ernährungs- oder Trinkprotokoll sinnvoll sein.[47]

2.4 Fallbeispiel Duschen

Individuelle Maßnahmenplanung beim Duschbad

Die Pflegedokumentation (SIS®) muss die individuelle Situation des pflegebedürftigen Menschen erfassen. Dies schließt körperliche und/oder kognitive Einschränkungen, persönliche Wünsche, Gewohnheiten und biografische Aspekte mit ein. Daraus werden gemeinsam mit der betroffenen Person die erforderlichen Maßnahmen abgeleitet.[48]

Detaillierungsgrad der Maßnahmenplanung

Der Umfang der Beschreibung hängt von zwei Faktoren ab:

1. Individuelle Besonderheiten, Wünsche und Gewohnheiten beim Duschen
2. Abweichungen vom Standardvorgehen laut interner Verfahrensanleitung

Im Maßnahmenplan sind ausschließlich die individuell erforderlichen Pflegemaßnahmen zu beschreiben. Der Unterstützungsbedarf ergibt sich bereits aus der SIS® und muss nicht erneut aufgeführt werden.[49]

[46] Ebd., S. 11f
[47] Ebd., S. 11f
[48] Ebd., S. 12
[49] Ebd., S. 12

Standardvorgehen:

- Entspricht das Duschen den internen Verfahrensanleitungen, genügt die Angabe im Maßnahmenplan, dass und wann das Duschen erfolgt.
- Weicht das Vorgehen ab, müssen individuelle Aspekte dokumentiert werden, z. B.:
  - Bevorzugte Duschzeiten (Wochentag, Tageszeit)
  - Individuelle Wünsche
  - Ableitbarer Unterstützungsbedarf aus anderen Dokumentationsbereichen
  - Besondere Risiken und erforderliche Maßnahmen (z. B. Intertrigorisiko: Leinenläppchen einlegen).[50]

Ist das Duschen nicht an einem festen Tag geplant, wird zur Nachvollziehbarkeit ein Nachweis (z. B. Berichteblatt oder Durchführungsnachweis) empfohlen. Pflegeprodukte müssen nur benannt werden, wenn ausdrücklich gewünscht.[51]

Beispiele für Maßnahmenbeschreibungen

Für eine unselbstständige, kognitiv eingeschränkte Person:

- Duschbad samstags abends mit Duschlifter und Unterstützung einer zweiten Pflegekraft.
- Beruhigende Kommunikation, Summen von Heimatliedern als beruhigende Maßnahme.
- Haare wellenförmig nach hinten föhnen, Nachtkleidung und Bademantel anziehen.[52]

Für eine überwiegend selbstständige, kognitiv eingeschränkte Person:

- Duschbad mittwochmorgens.
- Anleitung und Bereitstellung von Wasch- und Pflegeutensilien.
- Unterstützung beim Haarewaschen, Rücken, Beine und Füße waschen sowie Eincremen.
- Haare trocknen und zu einem Zopf zusammenbinden.[53]

---

[50] Ebd., S. 12
[51] Ebd., S. 12
[52] Ebd., S. 12
[53] Ebd., S. 12

3 Fallbeispiele zur Maßnahmenplanung bzw. Tagesplanung

3.1 Fallbeispiele aus dem stationären Bereich

3.1.1 Herr W. ist ruhelos und spricht nicht viel

Die Situation

Herr W. ist 92 Jahre alt. Er ist ein netter, stiller und bescheidener Mensch. Er hat sein ganzes Leben in Nürnberg gewohnt, war aber viel auf Reisen und wanderte gern in den Bergen. Herr W. unterrichtete an einem Gymnasium in Nürnberg naturwissenschaftliche Fächer. Seine große Liebe konnte er nicht heiraten, da seine Eltern dies nicht wollten. Seine Hobbys waren Bergwandern und Fotografieren. Herr W. lebte mit seinen Eltern zusammen. Nach deren Tod zog er sich sehr zurück. Nach seiner Pensionierung gab er noch einige Jahre Nachhilfe. Herr W. hat regelmäßigen Kontakt zu seinem Neffen, der ihn einmal pro Woche besucht. Während der letzten Treffen fielen dem Neffen die zunehmende Unordnung im Haushalt und das ungepflegte Erscheinungsbild seines Onkels auf. Nach einer ärztlichen Untersuchung wurde bei Herrn W. eine Demenz festgestellt. Trotz eines ambulanten Pflegedienstes wird es immer schwieriger, Herrn W. zu Hause zu versorgen.

Was bewegt Sie im Augenblick? Was brauchen Sie?
Was können wir für Sie tun?

Herr W.: »Ich komme doch zurecht und wenn man so alt ist, dann geht's halt nicht mehr so. Klaus macht sich immer zu viele Sorgen.« Der Neffe (Klaus) erzählt, dass sein Onkel in den letzten Monaten mehrmals durch die Polizei nach Hause gebracht wurde. Laut Aussage seines Onkels wollte er zum Wandern in die Berge, fand aber den Weg nicht. Zudem hat er trotz Essen auf Rädern an Gewicht verloren. Klaus: »Das nicht gegessene Essen stellte er in den Ofen, was ich erst viel später entdeckt habe. Wegen dieser gesamten Situation habe ich mich entschlossen, meinen Onkel bei Ihnen unterzubringen.«

Themenfeld 1 – Kognitive und kommunikative Fähigkeiten

Herr W. hat sein Leben lang viel gelesen und möchte seine Tageszeitung zum Frühstück haben. Der Neffe erzählt, dass sein Onkel umherwandert und nicht mehr zurückfindet. »Mein Onkel kann sich nichts mehr merken. Er schaut aber noch gern seine Bildbände an und hört auch gern Radio.«

Pflegefachliche Einschätzung

- Herr W. ist zu seiner Person orientiert und erkennt vertraute Personen.
- Im Zimmer findet er sich zurecht, darüber hinaus muss er begleitet werden.
- Er benötigt seine Brille zum Lesen.
- Eingeschränkte zeitliche und örtliche Orientierung (findet sein Zimmer nicht).
- Motorische Verhaltensweisen: zielloses Umhergehen.
- Herr W. versteht Aufforderungen, setzt diese auch kurzzeitig um, vergisst sie dann aber wieder.

Themenfeld 2 – Mobilität und Beweglichkeit

Mein Onkel ging immer gerne in die Berge zum Wandern. Das Gehen liegt ihm im Blut. Einmal im Monat ging er mit Freunden zum Wandern – täglich ging er spazieren.

Pflegefachliche Einschätzung

- Herr W. ist mit dem Gehstock sicher mobil.
- Er zeigt eine Tendenz zum »Umherwandern«, wirkt vor allem nachmittags ruhelos.
- Er bewegt sich im Wohnbereich, findet aber nicht mehr in sein Zimmer zurück.
- Er kann seine Liege- und Sitzposition umfassend selbstständig verändern.
- Der Neffe kommt einmal pro Woche und geht mit Herrn W. spazieren. Außerdem kommt einmal pro Monat ein Wanderkollege von Herrn W., der auch mit ihm spazieren geht.

Themenfeld 3 – Krankheitsbezogene Anforderungen und Belastungen

Herr W. hatte vor einigen Jahren eine Knieoperation (rechtes Knie), aber er klagt nur selten über Schmerzen im rechten Knie. Wenn er Schmerzen verspürt, reibt er sich das Knie und sagt auch deutlich, dass es wehtut. Herr W. rieb sich jeden Morgen seine Knie mit seiner »Spezialsalbe« ein. Er trägt gern seine Kniewärmer aus Angorawolle. Die Einnahme seiner Tabletten vergisst er regelmäßig.

Pflegefachliche Einschätzung

- Auf Schmerzanzeichen achten, ggf. Gabe der Schmerzmedikation nach ärztlicher Verordnung.
- Durch die tägliche Einreibung mit dem Schmerzgel benötigt Herr W. nur selten ein Schmerzmedikament.
- Herr W. kann sagen, wenn er Schmerzen verspürt.
- Medikamente müssen gerichtet und gegeben werden.
- Der Hausarzt kommt alle 14 Tage in die Einrichtung.

Themenfeld 4 – Selbstversorgung

Bei der Körperpflege hat sich Herr W. immer mehr vernachlässigt. Früher hat er gern gebadet – die Wärme habe ihm immer gut getan. Er war eigentlich immer gepflegt. Zu Hause ließ er den Pflegedienst allerdings manchmal nicht in die Wohnung und wollte sich auch nicht bei der Körperpflege helfen lassen. Herr W. ging zwar selbstständig zur Toilette – fand diese aber nicht immer und urinierte dann in verschiedene Ecken. Das Tragen von Einlagen akzeptiert er nicht. Er aß und trank unregelmäßig.

Pflegefachliche Einschätzung

- Herr W. benötigt Unterstützung und Anleitung bei der gesamten Körperpflege, auch beim An- und Ausziehen – lehnt dies aber manchmal ab.
- Herr W. versucht, selbstständig auf die Toilette zu gehen – hierbei Orientierungshilfe geben, wenn nötig begleiten.
- Unruhe beachten in Bezug auf Toilettengang.
- Nutzung von Pants, Angebot individueller Toilettengänge.
- Essen und Getränke richten und servieren, Begleitung zum Platz – in Gesellschaft isst er gern und muss nicht daran erinnert werden.

Themenfeld 5 – Leben in sozialen Beziehungen

Laut Neffe hat sein Onkel drei große Leidenschaften: Wandern in den Bergen, Bücher und Fotografieren. Herr W. hatte auch regelmäßig Kontakt zu seinen Wanderfreunden. Er war Mitglied im Bund Naturschutz – besonders die heimischen Singvögel haben es ihm angetan.

Pflegefachliche Einschätzung

- Angebote der Einrichtung anbieten (z. B. Gymnastik, Gedächtnistraining, Spaziergänge) anbieten.
- Herr W. schaut gern seine Bildbände an und freut sich, wenn er mit jemandem darüber sprechen kann.
- Herr W. beobachtet gern die Vögel im Garten.

Themenfeld 6 – Wohnen/Häuslichkeit

Herr W. gestaltet sein Zimmer mit eigenen Möbeln und Bildern. »Mein Onkel war immer stolz auf seine umfangreiche Büchersammlung. Seine Fotos hat er akribisch sortiert«, sagt sein Neffe Klaus.

Pflegefachliche Einschätzung

- Herr W. legt Wert auf seine Bücher und Fotos. Sie müssen immer am gleichen Ort stehen.
- Herr W. sitzt gern in seinem Fernsehsessel.

Die Risikomatrix

Tab. 9: Risikomatrix

Erste fachliche Einschätzungen der für die Pflege und Betreuung relevanten Risiken und Phänomene: »Herr W. ist ruhelos und spricht nicht viel«															
	Dekubitus					**Sturz**					**Inkontinenz**				
			Weitere Einschätzung notwendig		**Beratung**			Weitere Einschätzung notwendig		**Beratung**			Weitere Einschätzung notwendig		**Beratung**
	Ja	Nein	Ja	Nein		Ja	Nein	Ja	Nein		Ja	Nein	Ja	Nein	
1. Kognitive und kommunikative Fähigkeiten		X		X			X		X			X		X	
2. Mobilität und Beweglichkeit		X		X			X		X			X		X	
3. Krankheitsbez. Anforderungen u. Belastungen		X		X			X		X			X		X	
4. Selbst-versorgung		X		X			X		X		X		X		
5. Leben in sozia-len Beziehungen		X		X			X		X			X		X	

Erste fachliche Einschätzungen der für die Pflege und Betreuung relevanten Risiken und Phänomene: Herr W.															
	Schmerz					**Ernährung**					**Sonstiges**				
			Weitere Einschätzung notwendig		**Beratung**			Weitere Einschätzung notwendig		**Beratung**			Weitere Einschätzung notwendig		**Beratung**
	Ja	Nein	Ja	Nein		Ja	Nein	Ja	Nein		Ja	Nein	Ja	Nein	
1. Kognitive und kommunikative Fähigkeiten		X		X		X			X						
2. Mobilität und Beweglichkeit	X			X			X		X						

Erste fachliche Einschätzungen der für die Pflege und Betreuung relevanten Risiken und Phänomene: Herr W.															
3. Krankheitsbez. Anforderungen u. Belastungen	X			X			X		X						
4. Selbst-versorgung	X			X		X			X						
5. Leben in sozialen Beziehungen		X				X			X						

3

Tagesstrukturierende Maßnahmen

Tab. 10: Tagesstrukturierende Maßnahmenplanung (stationär)

Name: Herr W.	geb. 22. 02. 1931		Blatt Nr. 1
Erstellt am: ________ (HZ):	Evaluation am: ________ von: ________ (HZ):	Evaluation am: ________ von: ________ (HZ):	Evaluation am: ________ von: ________ (HZ):
Individuelle Wünsche, Besonderheiten und Notwendigkeiten			
Kniewärmer täglich anziehen		Hilfsmittel: Pants, Zahnprothese oben und unten, Gehstock	

Uhrzeit ca. Werte	Beschreiben der Maßnahmen	Wichtig	Verfahrens-anweisung
Frühdienst			
7:30 Uhr	Zur Toilette begleiten, Toilette verlassen, nach ca. 10. Minuten Waschwasser richten und U/A bei der Körperpflege. Mit Lotion einreiben. Rasiert sich selbst danach Rasierwasser auftragen. Mund- Prothesenpflege führt er unter Anleitung durch. Mundspülen mit Odol. Legt großen Wert auf gepflegte Kleidung sucht dies zusammen mit der Pflegekraft aus. Benötigt U/A beim Anziehen. Möchte immer seine Weste anziehen. Gehstock bereitstellen Einreiben der Knie mit Spezialsalbe (kauft der Neffe); Anziehen der Kniewärmer beidseits	Angora-Kniewärmer Weste	

Uhrzeit ca. Werte	Beschreiben der Maßnahmen	Wichtig	Verfahrens-anweisung
	Inkontinenz: Pants anziehen 1x wöchentlich Baden mit Haar- und Nagelpflege meist Samstag (Wohlfühlbad möchte länger im Wasser bleiben) Gewicht einmal im Monat Fußpflege, Friseur kommt alle 4–6 Wochen		
8:15 Uhr	In den Speisesaal begleiten und an seinen Platz setzen Frühstück bereitstellen, schmiert sein Brötchen (2) mit Butter und Marmelade selbst, manchmal nimmt er auch selbstständig Wurst vom gerichteten Teller Trinkt Kaffee mit Milch ohne Zucker Danach ein Glas Wasser einschenken isst und trinkt selbstständig	Mag keinen Fisch, trinkt keinen roten Tee Tageszeitung bereitlegen	
8:30 Uhr	Medikamentengabe nach ärztlicher Verordnung	Dabei bleiben	
10:00 Uhr	Toilettentraining ggf. Wechsel der Pants und Intimpflege		
10:30 Uhr	Zu Aktivitäten begleiten Vorlieben: • Spaziergänge • Gymnastik • Gedächtnistraining Einzelangebote: • Bildbände, Fotoalben ansehen • Massage mit Igelball • Über Vögel reden	Bastelt nicht gerne	
11:45 – 13:00 Uhr	Begleiten in den Speisesaal, Essen servieren, Getränk einschenken isst und trinkt selbstständig	Saft oder Wasser	
12:00	Medikamentengabe nach ärztlicher Verordnung		
13:00 Uhr	Toilettentraining ggf. Wechsel der Pants und Intimpflege; danach Begleitung ins Zimmer; Ausruhen im Fernsehsessel. Radio einschalten	Sender WDR 2	

Uhrzeit ca. Werte	Beschreiben der Maßnahmen	Wichtig	Verfahrens-anweisung
Spätdienst			
14:30 Uhr	Toilettentraining ggf. Wechsel der Pants und Intimpflege;		
15:00 Uhr	Begleitung zu Kaffee und Kuchen in der Sitzecke unterhält sich mit seinem Tischnachbarn		
16:00 Uhr	Bei Bedarf zur Toilette bringen Zu Aktivitäten begleiten evtl. Einzelangebote Mittwochs kommt der Neffe zum Spaziergang Samstag kommt sein Wanderfreund zum Spaziergang (nach Wetterlage) oder zur Unterhaltung	Auf Unruhe achten	
17:30 Uhr	Begleitung zum Abendessen; Essen und Trinken servieren; trinkt gern eine Flasche Radler;	Flasche Radler zum Abendessen	
18:00 Uhr	Medikamentengabe nach ärztlicher Verordnung		
19:00 Uhr	Begleitung ins Zimmer, Toilettentraining evtl. Pantswechsel mit kleiner Körperpflege; Nachtwäsche anziehen Zahnprothese in den Becher legen Setzt sich danach in den Fernsehsessel und schaut die Nachrichten		
Nachtdienst			
22:00 Uhr	Ins Bett bringen ggf. Toilettentraining Ein Glas Wasser bereitstellen (Nachttisch) Fernseher ausschalten	Nachtlicht im Bad einschalten	
1:00/ 4:00 Uhr	Kontrollgänge, wenn Bewohner schläft, nicht wecken		

3.1.2 Herr S. war immer aktiv

Die Situation

Herr S. ist 85 Jahre alt und wohnt schon sein Leben lang in Nürnberg. Gemeinsam mit seiner Frau wohnt er in einer Drei-Zimmer-Wohnung im ersten Stock ohne Aufzug. Seit mehr als 30 Jahren haben sie einen Schrebergarten. Dort verbrachten sie früher mit ihren Söhnen fast jedes Wochenende. Gartenarbeit war eines der gemeinsamen Hobbys des Ehepaares. Mit seinen Söhnen ging Herr S. regelmäßig klettern. Herr S. leidet seit mehreren Jahren an einer Demenz. Vor dem Heimeinzug besuchte er von Montag bis Freitag eine Tagespflegeeinrichtung. Als er auch von dort mehrfach weggelaufen ist und seine Frau ihn zu Hause nicht mehr versorgen konnte, folgte der Einzug in eine beschützende Einrichtung.

Was bewegt Sie im Augenblick? Was brauchen Sie?
Was können wir für Sie tun?

Herr S.: »Muss ich denn hierbleiben? Naja, einen Tag halte ich hier schon aus.«

Der Sohn: »Meine Mutter war mit der Versorgung meines Vaters überfordert. Ständig hatte sie Angst, dass er wegläuft oder die Wohnung anzündet, weil mein Vater starker Raucher ist und seine angerauchten Zigaretten überall liegenließ. Ständig gab es Streitigkeiten. Meine Mutter kann mit der Demenz meines Vaters nicht umgehen. Früher hat er alles geregelt.«

Themenfeld 1 – Kognitive und kommunikative Fähigkeiten

Der Sohn: »Mein Vater schaut gern Fernsehen und unterhält sich auch gern. Seine Bildzeitung ist ihm heilig. Er kann sich aber nichts mehr merken. Auch in der Wohnung ist er nicht mehr zurechtgekommen. Zigarettenrauchen ging nur noch unter Aufsicht, deshalb kam es regelmäßig zu Streitigkeiten zwischen meinen Eltern, da mein Vater nicht mehr selbstständig über seine Zigaretten verfügen konnte.«

Pflegefachliche Einschätzung

- Herr S. ist zu seiner Person orientiert.
- Herr S. ist zeitlich, situativ und örtlich nicht orientiert.
- Motorische Verhaltensweisen: zielloses Umhergehen, findet sein Zimmer nicht mehr und geht in fremde Zimmer.
- Herr S. kann Handlungsketten nur unter ständiger Anleitung durchführen.
- Herr S. unterhält sich gern.
- Herr S. verlangt nur nach einer Zigarette, wenn er andere rauchen sieht.

Themenfeld 2 – Mobilität und Beweglichkeit

Der Sohn: »Mein Vater hat viel im Garten gearbeitet und war mit uns oft zum Klettern. Soweit mir bekannt, ist er zu Hause nicht gestürzt.«

Pflegefachliche Einschätzung

- Herr S. ist mobil, benötigt keine Hilfsmittel. Er geht mit vorgebeugtem Oberkörper und schlurfendem Gang. Das Gehen wirkt etwas unsicher. Herr S. hat offene Hausschuhe mitgebracht – schlupft aber immer wieder heraus und vergisst nachts, sie auszuziehen.
- Herr S. geht oft ziellos umher.

Themenfeld 3 – Krankheitsbezogene Anforderungen und Belastungen

Der Sohn: »Unser Vater hat Diabetes. Er war beim Essen immer sehr diszipliniert. Seine Medikamente nimmt er seit Jahren nicht mehr selbst ein. Diese müssen ihm gerichtet und gegeben werden. Über Schmerzen hat er noch nie geklagt. Körperlich war er immer sehr fit.«

Pflegefachliche Einschätzung

- Schmerzen – nonverbal und verbal konnten nicht beobachtet werden.
- Medikamente müssen gerichtet und gegeben werden.
- Normalgewicht, kein Gewichtsverlust.

Themenfeld 4 – Selbstversorgung

Der Sohn: »Mein Vater wurde morgens durch den Pflegedienst versorgt. Zur Toilette musste er begleitet werden. Mit den normalen Einlagen kam er nicht zurecht, deshalb trägt er Pants. Zu Hause ist er öfters beim Essen aufgestanden und umhergelaufen. Essen muss gerichtet werden.«

Pflegefachliche Einschätzung

- Herr S. benötigt Unterstützung und Anleitung bei der Körperpflege sowie beim An- und Ausziehen.
- Begleitete Toilettengänge, Übernahme beim Wechseln der Pants und Intimpflege bei Bedarf.
- Essen und Getränke müssen gerichtet und serviert werden, zum Essen muss Herr S. angeleitet werden.

Themenfeld 5 – Leben in sozialen Beziehungen

Der Sohn: »Früher hat er sich einmal im Monat zum Stammtisch mit seinen Schrebergartenfreunden getroffen. Wir hatten immer ein gutes Verhältnis zu unserem Vater. Früher haben sich meine Mutter und mein Vater gut verstanden, aber seit die Demenz zunimmt, sind immer öfter Konflikte aufgetreten. Meine Mutter ist jetzt froh, dass er ins Heim kommt.«

Pflegefachliche Einschätzung

- Angebote der Einrichtung anbieten (z. B. Gesprächsrunden, Gedächtnistraining, Spaziergänge) anbieten.
- Herr S. hat guten Kontakt zu den Söhnen. Sie kommen einmal die Woche.
- Ehefrau kommt selten (ist krank) – das Verhältnis des Ehepaares zueinander hat sich seit dem Heimeinzug entspannt.

Themenfeld 6 – Wohnen/Häuslichkeit

Der Sohn: »Mein Vater hat immer großen Wert auf Ordentlichkeit gelegt – alles musste sauber sein. Im Wohnzimmer hatte er seinen eigenen Fernsehsessel. Er pflegte zu Hause immer die Zimmerpflanzen.«

Pflegefachliche Einschätzung

- Fernsehsessel und Fernseher wurden mitgebracht – Herr S. sitzt gern im Fernsehsessel.
- Einige Zimmerpflanzen wurden mitgebracht, Blumen bereiten Herrn S. Freude. Die Blumenpflege kann er nicht mehr selbst übernehmen.

Die Risikomatrix

Tab. 11: Risikomatrix

Erste fachliche Einschätzungen der für die Pflege und Betreuung relevanten Risiken und Phänomene: »Herr S. kommt nicht zur Ruhe«

	Dekubitus				Beratung	Sturz				Beratung	Inkontinenz				Beratung
			Weitere Einschätzung notwendig					Weitere Einschätzung notwendig					Weitere Einschätzung notwendig		
	Ja	Nein	Ja	Nein		Ja	Nein	Ja	Nein		Ja	Nein	Ja	Nein	
1. Kognitive und kommunikative Fähigkeiten		X		X		X			X		X			X	
2. Mobilität und Beweglichkeit		X		X		X		X		*	X			X	
3. Krankheitsbez. Anforderungen u. Belastungen		X		X		X			X			X		X	
4. Selbst-versorgung		X		X		X			X		X			X	
5. Leben in sozialen Beziehungen		X		X			X		X			X		X	

Erste fachliche Einschätzungen der für die Pflege und Betreuung relevanten Risiken und Phänomene: »Herr S. kommt nicht zur Ruhe«

	Schmerz				Beratung	Ernährung				Beratung	Sonstiges				Beratung
			Weitere Einschätzung notwendig					Weitere Einschätzung notwendig					Weitere Einschätzung notwendig		
	Ja	Nein	Ja	Nein		Ja	Nein	Ja	Nein		Ja	Nein	Ja	Nein	
1. Kognitive und kommunikative Fähigkeiten		X		X		X			X						
2. Mobilität und Beweglichkeit		X		X			X		X						

Erste fachliche Einschätzungen der für die Pflege und Betreuung relevanten Risiken und Phänomene: »Herr S. kommt nicht zur Ruhe«				
3. Krankheitsbez. Anforderungen u. Belastungen	X	X	X	X
4. Selbst-versorgung	X	X	X	X
5. Leben in sozialen Beziehungen	X	X	X	X

Tagesstrukturierende Maßnahmenplanung (stationär)

Tab. 12: Tagesstrukturierende Maßnahmenplanung (stationär)

Name: Herr S.	geb. 30. 11. 1931		Blatt Nr. 1
Erstellt am: ______ (HZ):	Evaluation am: ______ von: ______ (HZ):	Evaluation am: ______ von: ______ (HZ):	Evaluation am: ______ von: ______ (HZ):
Individuelle Wünsche, Besonderheiten und Notwendigkeiten			
Zigaretten nur auf Wunsch		Hilfsmittel: Pants, Zahnprothese oben und unten	

Uhrzeit ca. Werte	Beschreiben der Maßnahmen	Wichtig	Verfahrens-anweisung
Tagdienst			
7:00 Uhr	In die Nasszelle begleiten und dabei bleiben. Danach ans Waschbecken setzen und lauwarmes Wasser mit etwas Duschgel (besorgen Angehörige) vermischen. Anleiten zum Waschen des Gesichts die restliche Körperpflege muss vollständig übernommen werden. Danach Körperlotion auftragen. VÜ der Mund- und Prothesen-pflege je nach Tagesform lässt er die Mund-Prothesenpflege zu. VÜ An-Auskleiden versucht mitzuhelfen, Rasieren und Rasierwasser auftragen.		

Uhrzeit ca. Werte	Beschreiben der Maßnahmen	Wichtig	Verfahrens-anweisung
	1x wöchentlich Duschen mit Haarpflege und Nagelpflege meist Donnerstag. Fußpflege, Friseur kommt alle 4–6 Wochen Gewicht einmal im Monat Toilettentraining ggf. Wechsel der Pants mit Intimpflege		
7:45 Uhr	In den Speisesaal begleiten und an seinen Platz setzen. Darauf achten das er festes Schuhwerk trägt. Frühstück mundgerecht bereitstellen Vollkornbrot mit Butter Käse oder Wurst, Kaffee mit Milch. Anleiten zum Essen und Trinken. Mag weniger Süßes, sondern mehr Herzhaftes.		
8:30 Uhr	Medikamentengabe nach ärztlicher Verordnung	Dabei bleiben	
10:00 Uhr	Toilettentraining ggf. Wechsel der Pants und Intimpflege		
10:30 Uhr	Zu Aktivitäten begleiten Vorlieben: • Spaziergänge • Gymnastik • Gedächtnistraining	Bildzeitung bereitlegen	
	Einzelangebote: • Gespräche führen übers Klettern/Wandern Fotoalben anschauen je nach AZ • Gartenarbeit wenn möglich anbieten steht öfters auf und geht umher Zwischenmahlzeit anbieten (Joghurt/Obst)		
11:45 – 13:00 Uhr	Begleiten in den Speisesaal, Essen mundgerecht vorbereiten und Anleiten zum Essen, Getränk einschenken und Anleiten zum Trinken	Limo	
12:00 Uhr	Medikamentengabe nach ärztlicher Verordnung		
13:00 Uhr	Toilettentraining ggf. Wechsel der Pants und Intimpflege; danach Begleitung ins Zimmer; Ausruhen im Bett		

Uhrzeit ca. Werte	Beschreiben der Maßnahmen	Wichtig	Verfahrens-anweisung
Spätdienst			
14:00 Uhr	Toilettentraining ggf. Wechsel der Pants und Intimpflege		
14:45 Uhr	Begleitung in den Speisesaal zum Kaffeetrinken, er isst gerne ein Wurstbrot zum Kaffee, Anleitung zum Essen und Trinken/ unterhält sich mit seinem Tischnachbarn		
16:00 Uhr	Bei Bedarf zur Toilette bringen Zu Aktivitäten begleiten evtl. Einzelangebote Steht öfters auf und geht umher Einschalten des Fernsehers (Tiersendung/ Heimatfilme) Söhne kommen mehrmals die Woche zu Besuch manchmal kommt seine Ehefrau mit		
17:45 Uhr	Bei Bedarf zur Toilette bringen Begleitung zum Abendessen; Essen und Trinken servieren; trinkt gern eine Flasche Bier;	Flasche Bier zum Abendessen	
18:00	Medikamentengabe nach ärztlicher Verordnung		
19:30 Uhr	Begleitung ins Zimmer, Toilettentraining mit Wechseln der Pants bei Bedarf und kleiner Körperpflege; Nachtwäsche anziehen VÜ der Mund-Prothesenpflege je nach Tagesform lässt er die Mund-Prothesenpflege zu (will die Zähne über Nacht im Mund behalten). Danach ins Bett bringen und Glocke bereitlegen – Anziehen der Stoppersocken. Getränke auf Nachttisch bereitstellen Zwischenmahlzeit anbieten (Jogurt/Obst)	Stoppersocken zur Nacht	
Nachtdienst			
22:00/ 4:00 Uhr	Kontrollgänge, wenn nötig Toilettengänge		

3.1.3 Frau R. kommt nach dem Krankenhausaufenthalt nicht mehr nach Hause

Die Situation

Frau R. ist 71 Jahre alt. Seit ihrem zweiten Schlaganfall kann sie nicht mehr gehen, stehen oder essen. Frau R. wird überwiegend über Sonde ernährt, da sie Schluckstörungen hat. Früher war Frau R. Köchin und arbeitete in einer Großküche. Ihr Mann ist schon früh verstorben und sie musste ihre zwei Kinder allein aufziehen. Zusätzlich hat sie sich in einigen Vereinen ehrenamtlich engagiert. Ihre Kinder haben beide studiert – darauf ist Frau R. sehr stolz. Die Kinder arbeiten in der Nähe und kamen fast jedes Wochenende zum Essen. Nach ihrem zweiten Schlaganfall konnte Frau R. nicht mehr in ihre Wohnung zurück. Sie wurde vom Krankenhaus aus gleich ins Pflegeheim verlegt. Frau R. versteht fast alles, kann aber nur bedingt sprechen. Ihre Kinder konnten die Pflege nicht übernehmen, da sie berufstätig sind.

Was bewegt Sie im Augenblick? Was brauchen Sie?
Was können wir für Sie tun?

Frau R.: »Ich möchte nach Hause, geht aber nicht. Ich bin traurig, hab mir meinen Ruhestand anders vorgestellt.«

Die Kinder: »Wir würden gern unsere Mutter mit nach Hause nehmen, aber keiner von uns kann sie pflegen, darum haben wir uns zusammen mit meiner Mutter für diese Einrichtung entschieden. Falls meine Mutter wieder laufen kann, werden wir es zu Hause versuchen. Meine Mutter benötigt Hilfe in allen Lebensbereichen. Früher war sie immer für uns da, hat uns bekocht, gute Ratschläge gegeben und immer geholfen. Ihr fehlen das Ehrenamt und der Kontakt zu anderen Menschen.«

Themenfeld 1 – Kognitive und kommunikative Fähigkeiten

Die Kinder: »Zum Frühstück hat sie immer Radio gehört. Gern ging sie auf dem Wochenmarkt einkaufen. Geistig war sie immer sehr rege. Sie hat Sudoku geliebt und Kreuzworträtsel gelöst. Einmal in der Woche hat sie sich eine Frauenzeitschrift gekauft. Ihr Nachbar hat ihr immer die gelesene Tageszeitung vor ihre Tür gelegt.«

Pflegefachliche Einschätzung

- Frau R. ist orientiert.
- Ihr fällt das Sprechen sehr schwer, die Aussprache ist leise und verwaschen. Trotz allem ist sie motiviert zu sprechen, dies sollte bei allen Aktivitäten gefördert werden.
- Logopädie, Ergotherapie und Krankengymnastik sind eingeschaltet.

Themenfeld 2 – Mobilität und Beweglichkeit

Die Kinder: »Unsere Mutter hat alle Wege meist zu Fuß und mit den öffentlichen Verkehrsmitteln erledigt. Ihr ist es wichtig, einmal im Monat auf den Friedhof zu gehen.«

Pflegefachliche Einschätzung

- Frau R. kann aufrecht im Rollstuhl sitzen.
- Frau R. versucht, sich mit dem Rollstuhl selbst fortzubewegen.
- Stehen ist ohne Hilfe nicht möglich.
- Bestehende Dekubitusgefahr: Benötigt Hilfe bei allen Transfers, kann Positionswechsel im Sitzen/Liegen nur geringfügig durchführen und muss gelagert werden.
- Hemiparese links.
- Versucht nicht, allein aufzustehen, holt sich immer Hilfe.

Themenfeld 3 – Krankheitsbezogene Anforderungen und Belastungen

Frau R. hat früher gern gekocht und gegessen. Mit der Situation ist sie sehr unglücklich. Seit einiger Zeit versucht sie mit der Logopädin, wieder Nahrung zu sich zu nehmen. Sie ist sehr bemüht, bei den krankengymnastischen Übungen mitzumachen.

Pflegefachliche Einschätzung

- Frau R. äußert keine Schmerzen, ihre Beeinträchtigungen belasten sie sehr – sie wirkt oft traurig, ist aber sehr motiviert.
- Medikamente werden über die Sonde verabreicht.
- Anregen des Geschmacksinns und Schlucktraining nach Anweisung der Logopädin mit Pudding/Joghurt zusätzlich zur Sonde.
- Krankengymnastik kommt zweimal die Woche.

Themenfeld 4 – Selbstversorgung

Die Kinder: »Unsere Mutter hat sich immer gerne leger gekleidet. Die Kleidung musste praktisch, aber chic sein. Sie möchte ihre Handtasche immer in der Nähe haben. Sie badet gern, hat dies meist nach getaner Arbeit gemacht.«

Pflegefachliche Einschätzung

- Frau R. benötigt Unterstützung und Vollübernahme bei der Körperpflege sowie beim An- und Ausziehen. Benötigt Hilfe beim Toilettengang (Transfer und Einlagenwechsel).
- Frau R. merkt teilweise Stuhl- und Harndrang.
- Die Ernährung und Flüssigkeitsgabe sowie die Medikamentengabe erfolgen über die PEG.
- Mehrmals täglich Anregen des Geschmacksinns, Schlucktraining nach Anweisung der Logopädin mit Pudding/Joghurt zusätzlich zur Sonde.

Themenfeld 5 – Leben in sozialen Beziehungen

Frau R. hat mit Leidenschaft für ihre Familie und Freunde gekocht. Sie hat eine gute Freundin, mit der sie sich zweimal in der Woche zum Kaffeetrinken traf.

Pflegefachliche Einschätzung

- Angebote der Einrichtung (z. B. Kochen, Bingo, Sudoku) anbieten.
- Bekommt Besuch von ihren Kindern, Freunden und Bekannten; anbieten, dass die Freundin mit ihr ins Café des Hauses geht.

Themenfeld 6 – Wohnen/Häuslichkeit

In Absprache mit den Kindern wird der Haushalt ihrer Eigentumswohnung noch nicht aufgelöst.

Pflegefachliche Einschätzung

- Frau R. hat ihren Sessel und Fernseher von zu Hause mitgebracht.
- Frau R. hat die Hoffnung, dass sie wieder nach Hause geht. Deshalb hat sie keine weiteren Möbel mitgebracht.

Die Risikomatrix

Tab. 13: Risikomatrix

Erste fachliche Einschätzungen der für die Pflege und Betreuung relevanten Risiken und Phänomene: »Frau R. kommt nach dem Krankenhausaufenthalt nicht mehr nach Hause«															
	Dekubitus					Sturz					Inkontinenz				
			Weitere Einschätzung notwendig		Beratung			Weitere Einschätzung notwendig		Beratung			Weitere Einschätzung notwendig		Beratung
	Ja	Nein	Ja	Nein		Ja	Nein	Ja	Nein		Ja	Nein	Ja	Nein	
1. Kognitive und kommunikative Fähigkeiten		X		X			X		X			X		X	
2. Mobilität und Beweglichkeit	X		X		*		X		X			X		X	
3. Krankheitsbez. Anforderungen u. Belastungen		X		X			X		X			X		X	
4. Selbst-versorgung	X			X			X		X		X			X	
5. Leben in sozialen Beziehungen		X		X			X		X			X		X	

Erste fachliche Einschätzungen der für die Pflege und Betreuung relevanten Risiken und Phänomene: »Frau R. kommt nach dem Krankenhausaufenthalt nicht mehr nach Hause«															
	Schmerz				Beratung	Ernährung				Beratung	Sonstiges				Beratung
			Weitere Einschätzung notwendig					Weitere Einschätzung notwendig					Weitere Einschätzung notwendig		
	Ja	Nein	Ja	Nein		Ja	Nein	Ja	Nein		Ja	Nein	Ja	Nein	
1. Kognitive und kommunikative Fähigkeiten		X		X		X		X		*					
2. Mobilität und Beweglichkeit		X		X			X		X						
3. Krankheitsbez. Anforderungen u. Belastungen		X		X		X			X						
4. Selbst-versorgung		X		X		X		X							
5. Leben in sozialen Beziehungen		X		X			X		X						

Tagesstrukturierende Maßnahmenplanung (stationär)

Tab. 14: Tagesstrukturierende Maßnahmenplanung (stationär)

Name: Frau R.	geb. 03. 07. 1945		Blatt Nr. 1
Erstellt am: ______ (HZ):	Evaluation am: ______ von: ______ (HZ):	Evaluation am: ______ von: ______ (HZ):	Evaluation am: ______ von: ______ (HZ):
Individuelle Wünsche, Besonderheiten und Notwendigkeiten			
Möchte immer ihre Handtasche dabei haben.		Hilfsmittel: Einlagen Größe 6, Zahnprothese oben und unten	

Uhrzeit ca. Werte	Beschreiben der Maßnahmen	Wichtig	Verfahrensanweisung
Tagdienst			
7:00 Uhr	VÜ Unterkörperwäsche im Bett. Transfer auf den Toilettenstuhl und in die Nasszelle fahren. Nach Toilettengang Inkontinenzmaterial anlegen. Transfer in den Rollstuhl und Unterkörper ankleiden. Ans Waschbecken fahren Oberkörper waschen je nach AZ hilft sie mit. Mund- und Zahnprothesenpflege versucht sie mit Unterstützung selbst zu machen. Eincremen mit Lotion (bringen die Kinder mit). Trägt Parfüm mit Unterstützung selbst auf. Kontrolle der PEG-Einstichstelle und Mobilisation. Legt Wert auf eine ordentliche Frisur, möchte alle 4 Wochen zum Friseur. TÜ An- und Auskleiden, trägt gerne lockere Kleidung. Möchte zweimal die Woche Baden mit Haarwäsche und Nagelpflege Fußpflege alle 4–6 Wochen kommt ins Haus Bewegungs- und Stehübungen bei der Pflege, aktiv zum Sprechen motivieren Lagerung des linken Arms mit Kissen, Handtasche auf die Beine legen	Dekubituskissen im Rollstuhl Bewegungsübungen bei jedem Transfer Sprachübungen in Absprache mit Logopädie Handtasche	PEG-Sondenpflege Ernährung über Sonde
8:00 Uhr	In den Speisesaal fahren und zu ihrem Platz bringen Einnahme des Puddings unter Aufsicht Nahrung nach ärztlicher Verordnung anhängen	Ernährungs- und Trinkplan	
8:30 Uhr	Medikamentengabe nach ärztlicher Verordnung	Medikamentengabe über Sonde	Medikamentenversorgung über Sonde
10:00 Uhr	Toilettentraining ggf. Wechsel der Einlage, wenn nötig und Intimpflege		
10:30 Uhr	Dienstag/Donnerstag: Logopädie Mittwoch: Ergotherapie Montag/Freitag: Krankengymnastik		

Uhrzeit ca. Werte	Beschreiben der Maßnahmen	Wichtig	Verfahrens-anweisung
11:45 – 13:00 Uhr	Toilettentraining ggf. Wechsel der Einlage und Intimpflege; Einnahme von Joghurt unter Aufsicht Transfer ins Bett zum Mittagschlaf Positionswechsel nach Plan Flüssigkeitsgabe über Sonde im Zimmer (möchte beim Essen nicht dabei sein)		Dekubitus-prophylaxe
12:00 Uhr	Medikamentengabe nach ärztlicher Verordnung	Medika-mentengabe über Sonde	
Spätdienst			
14:30 Uhr	Transfer Bett Rollstuhl-Toilette ggf. wechseln der Einlage und Intimpflege		
15:30 Uhr	Zu Aktivitäten begleiten evtl. Einzel-angebote Vorlieben: • Bingo • Gymnastik • Gedächtnistraining Einzelangebote: • Sudoku • Kreuzworträtsel Donnerstag kommt am Nachmittag ihre Tochter und geht mit ihr Spazieren (1x im Monat Friedhof) Bei allen Aktivitäten zum Sprechen motivieren Samstag kommt ihre andere Tochter wäscht die Haare und dreht diese ein Alle 14 Tage kommt Sonntagsnachmittag ihre Freundin		
17:30 Uhr	Toilettentraining ggf. Wechsel der Einlage und Intimpflege im Zimmer Nahrung nach ä. Verordnung anhängen		
18:00 Uhr	Medikamentengabe nach ärztlicher Verordnung		

Uhrzeit ca. Werte	Beschreiben der Maßnahmen	Wichtig	Verfahrens-anweisung
18:00 – 20:00 Uhr	TV im Zimmer anmachen möchte erst ab 19:30 Uhr ins Bett Toilettentraining mit kleiner Körperpflege; Nachtwäsche anziehen Zahnprothese in den Becher legen Positionswechsel nach Plan		
Ab 23:00 Uhr	Kontrollgänge Einlagewechsel und Intimpflege Positions-wechsel nach Plan		

3.2 Fallbeispiele Tagespflege

3.2.1 Frau H. möchte ihre Kinder entlasten

Die Situation

Frau H. ist 85 Jahre alt. Sie wohnt gemeinsam mit ihrem Sohn Heinz und ihrer Schwiegertochter Sonja in ihrem Elternhaus. Ihr Mann ist vor 40 Jahren gestorben. Frau H. stand als Witwe mit drei kleinen Kindern allein da. Sie arbeitete als Näherin in der Weberei und danach 20 Jahre bei Quelle im Versand. Aber sie meisterte ihre Aufgabe und war immer für ihre zwei Söhne und ihre Tochter da. Frau H. strahlt Lebensfreude aus. Um ihren Sohn und ihre Schwiegertochter zu entlasten, besucht sie unter der Woche die Tagespflege im Ort. Dort kennt sie einige Leute. Solange es geht, möchte sie zu Hause bleiben.

Was bewegt Sie im Augenblick? Was brauchen Sie?
Was können wir für Sie tun?

Frau H.: »Im Moment geht es mir gut. Ich freue mich, wenn es gesundheitlich so bleibt. Natürlich habe ich meine Gebrechen wie Rheuma und altersbedingte Erscheinungen, aber damit kann ich gut umgehen. Nur unter der

Woche, das Alleinsein gefällt mir gar nicht. Deshalb habe ich mich entschieden, dass ich mir die Tagespflege mal anschaue. Meine Nachbarin geht da auch hin und hat mir einiges erzählt.«

Themenfeld 1 – kognitive und kommunikative Fähigkeiten

Frau H. erzählt gern und hat immer einen lustigen Spruch auf den Lippen. Sie sagt selbst, dass sie einen guten Kontakt zu ihren Kindern hat.

Pflegefachliche Einschätzung

- Frau H. unterhält sich gern, zieht sich aber auch mal zurück.
- Frau H. ist zeitlich, örtlich, zur Person und situativ orientiert.
- Frau H. holt sich Hilfe, vergisst ihren Rollator nicht.

Aushandlungsprozess

- Nimmt an verschiedenen Aktivitäten in der Tagespflege wie Gymnastik, Singen, Bingo spielen und noch einigem mehr teil.

Themenfeld 2 – Mobilität und Beweglichkeit

Frau H. nutzt zum Gehen einen Rollator. In der Wohnung, im Garten und in der näheren Umgebung kommt sie damit ohne Hilfe gut zurecht. Hilfe braucht sie nach ihren Angaben beim Aufstehen/Zubettgehen. Auch kann sie nicht allein in die Badewanne einsteigen – hier hilft die Schwiegertochter.

Pflegefachliche Einschätzung

- Keine Sturzgefahr, sicheres Gangbild mit Rollator.
- Sie kann ihre Sitz- und Liegeposition selbstständig verändern, gute Sitzstabilität.
- Hat durch das Rheuma bedingt deutliche Veränderungen an den Fingergelenken. Sie kann die Arme bis in Kopfhöhe anheben.

Aushandlungsprozess

- Nicht nötig.

Beratung

- Zu Hilfsmitteln: Gespräch mit Frau H. und der Schwiegertochter zu Badehilfen wie z. B. Badebrett, Badelifter geführt.

Themenfeld 3 – Krankheitsbezogene Anforderungen und Belastungen

Frau H. nimmt dreimal am Tag Medikamente, die von der Schwiegertochter gerichtet werden. Sie nimmt täglich früh und abends Tabletten für die Schmerzen in den Gelenken (Rheuma) – damit ist sie gut eingestellt.

Pflegefachliche Einschätzung

- Frau H. weiß, welche Medikamente sie benötigt und kann diese allein einnehmen.
- Frau H. kann mit Schmerzen gut umgehen.

Aushandlungsprozess

- Mittagsmedikamente werden in der Tagespflege gereicht.

Themenfeld 4 – Selbstversorgung

Frau H. kommt noch vor dem Frühstück in die Tagespflege. Sie geht allein zur Toilette und wechselt ihre Einlagen selbst. Sie bringt die Einlagen von zu Hause mit. Am Morgen wird die Versorgung (Hilfe bei der Körperpflege, An- und Auskleiden, Kämmen und Zopfbinden und Hochstecken) durch die Angehörigen durchgeführt. Baden erfolgt am Samstag.

Pflegefachliche Einschätzung

- Sie kann allein essen und trinken.
- Benötigt keine Hilfe beim Toilettengang.
- Evtl. Hilfe bei der Frisur, wenn der Zopf sich löst.

Aushandlungsprozess

- Bekommt Frühstück, Mittagessen und Kaffee mit Kuchen in der Tagespflege gerichtet und serviert.

Themenfeld 5 – Leben in sozialen Beziehungen

Frau H. versteht sich gut mit ihrem Sohn und der Schwiegertochter. Sie wohnt bei ihnen im Haus. Ihre anderen Kinder besuchen sie regelmäßig. Frau H. sucht gern Kontakt und unterhält sich gern. Zu Hause schaut sie am Abend fern.

Pflegefachliche Einschätzung

- Sie ist aufgeschlossen, kontaktfreudig und unterhält sich gerne.

Aushandlungsprozess

- Nimmt an den meisten Aktivitäten teil, sucht sich diese täglich selbst aus.

Themenfeld 6 – Haushaltsführung

Sie kann zu Hause nur leichtere Hausarbeiten verrichten – alles andere übernimmt die Schwiegertochter.

Pflegefachliche Einschätzung

- Kein Bedarf

Die Risikomatrix

Tab. 15: Risikomatrix

Erste fachliche Einschätzungen der für die Pflege und Betreuung relevanten Risiken und Phänomene: »Frau H. möchte ihre Kinder entlasten«															
	Dekubitus				Beratung	Sturz				Beratung	Inkontinenz				Beratung
			Weitere Einschätzung notwendig					Weitere Einschätzung notwendig					Weitere Einschätzung notwendig		
	Ja	Nein	Ja	Nein		Ja	Nein	Ja	Nein		Ja	Nein	Ja	Nein	
1. Kognitive und kommunikative Fähigkeiten		X		X			X		X			X		X	
2. Mobilität und Beweglichkeit		X		X			X		X			X		X	
3. Krankheitsbez. Anforderungen u. Belastungen		X		X			X		X			X		X	
4. Selbst-versorgung		X		X			X		X			X		X	
5. Leben in sozialen Beziehungen		X		X			X		X			X		X	

Erste fachliche Einschätzungen der für die Pflege und Betreuung relevanten Risiken und Phänomene: »Frau H. möchte ihre Kinder entlasten«

	Schmerz					**Ernährung**					**Sonstiges**				
			Weitere Einschätzung notwendig		**Beratung**			Weitere Einschätzung notwendig		**Beratung**			Weitere Einschätzung notwendig		**Beratung**
	Ja	Nein	Ja	Nein		Ja	Nein	Ja	Nein		Ja	Nein	Ja	Nein	
1. Kognitive und kommunikative Fähigkeiten		X		X			X		X						
2. Mobilität und Beweglichkeit	X			X			X		X						
3. Krankheitsbez. Anforderungen u. Belastungen	X			X			X		X						
4. Selbst-versorgung	X			X			X		X						
5. Leben in sozia-len Beziehungen		X		X			X		X						

Tagesstrukturierende Maßnahmenplanung (Tagespflege)

Tab. 16: Tagesstrukturierende Maßnahmenplanung (Tagespflege)

Name: Hubert, Maria	geb. 20. 02. 1931		Blatt Nr. 1
Erstellt am: 20. 05. 2016 von: (HZ):	Evaluation am: ________ von: ________ (HZ):	Evaluation am: ________ von: ________ (HZ):	Evaluation am: ________ von: ________ (HZ):
Individuelle Wünsche, Besonderheiten und Notwendigkeiten			
Möchte solange wie möglich zu Haus bleiben. Äußert Wünsche und Bedürfnisse. Ist allseits orientiert.	Hilfsmittel: Einlagen Größe 4, Zahnprothese oben und unten, Rollator		

Uhrzeit ca. Werte	Beschreiben der Maßnahmen	Wichtig	Verfahrensanweisung
Tagdienst			
8:30 Uhr	Frühstück mit zwei Brötchen Butter und Marmelade auf ihren Platz bereitstellen 1 kleine Kanne Kaffee mit Milch bereitstellen		
10:00 Uhr	Über Aktivitäten informieren ggf. bringen (nimmt gerne an Gymnastik, Singen, Bingo teil)		
11:00 Uhr	Bereitet Nachspeise mit vor		
12:00 Uhr	Medikamentengabe Mittagessen servieren		
13:00 Uhr	Ruht sich im roten Sessel aus		
14:00 Uhr	Deckt die Tische ein		
14:30 Uhr	1 kleine Kanne Kaffee mit Milch und ein Stück Kuchen bereitstellen		
15:30 Uhr	Nimmt an Aktivitäten teil		
17:00 Uhr	Sohn oder Schwiegertochter holt sie ab		

3.2.2 Frau S. ist am Ende ihrer Kräfte

Die Situation

Frau S. ist 69 Jahre alt und wohnt mit ihrem Mann Hans (75 Jahre), der seit acht Jahren an Alzheimer erkrankt ist und Pflegegrad 4 hat, in einer Drei-Zimmer-Eigentumswohnung in der Stadt. Das Ehepaar hat zwei Kinder. Die Tochter wohnt 200 km von der elterlichen Wohnung entfernt. Der Sohn lebt in Hamburg. Frau S. kann durch ihre Kinder nicht unterstützt werden. Herr S.. hat im letzten Jahr stark abgebaut und ist am Tag oft unruhig. Zur Entlastung kommt morgens gegen 8:00 Uhr der ambulante Dienst und versorgt Herrn S. Dann bereitet Frau S. das Frühstück für ihren Mann vor. Sie kann keinen Schritt mehr außer Haus tun, da ihr Mann sie rund um die Uhr beschäftigt.
Früher sind beide gern in den Bergen zum Wandern gewesen. Seit ca. eineinhalb Jahren ist dies unmöglich. Früher waren sie viel unterwegs, haben auswärts gegessen. Das geht gar nicht mehr, denn Herr S. benimmt sich auffällig und isst mit den Händen. Die Blicke und Reaktionen der anderen Gäste waren nicht immer einfach zu ertragen. Frau S. ist am Ende ihrer Kräfte. Sie möchte an ihrer Situation etwas ändern. Die Mitarbeiter der Pflegeberatung haben ihr auch die Adressen von mehreren Tagespflegen gegeben. Jetzt probiert sie dies aus. Ihr Mann soll ja solange wie möglich bei ihr bleiben können. Und freie Zeit für sich hatte sie schon lange nicht mehr.

Was bewegt Sie im Augenblick? Was brauchen Sie?
Was können wir für Sie tun?

Frau S.: »Im Moment fühle ich mich richtig ausgelaugt. Mein Mann ist auf mich fixiert. Er benötigt viel Aufmerksamkeit, aber mir fehlt dafür einfach die Kraft. Er ist so mobil, praktisch den ganzen Tag auf den Beinen. Oft ist er aufgeregt. Wenn ich ihn beruhigen will, reagiert er häufig ungehalten. Er wiederholt sich ständig, merkt es aber nicht. Ich kann es nicht mehr hören. Den ganzen Tag bin ich am Erklären ... Wenn ich ihm etwas erkläre, stellt er innerhalb von fünf Minuten wieder die gleiche Frage. Ich liebe meinen

Mann, er war ein fürsorglicher Vater und Ehemann, aber jetzt wünsche ich mir manchmal, dass es vorbei wäre. Es würde mir schon helfen, wenn er nach dem Frühstück in die Tagespflege könnte und dort seinen Tag verbringen kann. Mein Mann braucht Hilfe beim Essen, Toilettengang und Wechseln der Einlagen. Er kann seinen Urin nicht mehr halten und muss regelmäßig auf die Toilette geführt werden, sonst macht er überall hin.«

Herr S. sitzt dabei und sagt: »Meine Frau macht das schon.«

Themenfeld 1 – Kognitive und kommunikative Fähigkeiten

Frau S. erzählt, dass ihr Mann gern singt und früher sehr sportlich war. Auch hat er früher gern die Tagesthemen geschaut. Sie schaltet ihm den Fernseher an, er schaut auch zu, versteht aber nichts mehr. Seine Kinder erkennt er nicht mehr. Er sei nicht mehr orientiert, finde sich auch in der Wohnung nicht mehr zurecht.

Pflegefachliche Einschätzung

- Stark fortgeschrittene Alzheimererkrankung, bestehende zeitliche, örtliche, situative und teilweise persönliche Orientierungsstörungen.
- Er kann Aufforderungen je nach Tagesform mit ständiger Wiederholung und Anleitung umsetzen.
- Motorische Unruhe, die sich am Nachmittag verstärkt – Herr S. geht dann ziellos umher.
- Er zieht bei Harndrang die Hose hinunter.
- Er beteiligt sich kaum an Gesprächen, verliert den Faden, redet viel.
- Er teilt seine Bedürfnisse, z. B. nach Hunger und Durst, nicht mit.

Aushandlungsprozess

- Tagesablauf strukturieren.
- Einbeziehen in die tägliche Zeitungsrunde, um über aktuelle oder zurückliegende Erfahrungen zu sprechen. Wenn möglich in die Gedächtnisrunde mit einbeziehen.
- Einbeziehen beim Singen, Angebot von Spaziergängen.
- Auszeiten und beruhigende Angebote anbieten.

Beratung
- Zum Thema Demenz: das Krankheitsbild verstehen – Weitergabe von Prospekten, Seminarangebote für pflegende Angehörige.

Themenfeld 2 – Mobilität und Beweglichkeit

Frau S.: Mein Mann war sehr sportlich, ist viel spazieren gegangen und war mit der Familie viel in Österreich zum Wandern. Bis vor anderthalb Jahren sind wir noch zweimal im Jahr in den Bergen gewesen.«

Pflegefachliche Einschätzung
- Keine Einschränkungen in der Mobilität, sicheres Gangbild.

Aushandlungsprozess
- Einzelbeschäftigung anbieten.
- Bei schönem Wetter im Garten spazieren gehen.

Themenfeld 3 – Krankheitsbezogene Anforderungen und Belastungen

Herr S. bekommt viermal am Tag Medikamente. Am Morgen gibt seine Frau ihm die Medikamente, am Mittag soll die Tagespflege dies übernehmen.

Pflegefachliche Einschätzung
- Herr S. kann seine verordneten Medikamente nicht allein nehmen, er vergisst deren Einnahme.
- Herr S. kann Schmerzen verbal nicht mehr äußern.

Aushandlungsprozess
- Medikamentengabe vor dem Mittagessen durch Pflegefachkraft – dabeibleiben, bis die Tabletten genommen sind.

Themenfeld 4 – Selbstversorgung

Frau S. frühstückt mit ihrem Mann zu Hause. Mittagessen, Kaffee und Kuchen soll er in der Tagespflege zu sich nehmen. Er kann je nach Tagesform selbst essen. Herr S. isst nur kleine Portionen, deshalb sollte er zwischen den Mahlzeiten immer mal wieder etwas zum Essen angeboten bekommen. Herr S. braucht Hilfe beim Toilettengang und Wechseln der Einlagen. Er kann seinen Urin nicht mehr halten und muss regelmäßig auf die Toilette geführt werden, sonst macht er überall hin. Herr S. wird meist sehr unruhig und rutscht auf dem Stuhl hin und her, wenn er auf Toilette muss. Einlagen bringt seine Frau mit.

Pflegefachliche Einschätzung

- Keine Schluckstörungen. Herr S. beginnt zu essen, hört dann aber auf, weiß oft nichts mit dem Besteck anzufangen, ist phasenweise unruhig beim Essen, lässt sich leicht ablenken.
- Toilettentraining mehrmals am Tag mit Einlagenwechsel und Intimpflege.
- Herr S. kann nicht sagen, dass er zur Toilette gehen muss – wird aber unruhig und versucht sich die Hose herunterzuziehen.

Aushandlungsprozess

- Herr S. bekommt Mittagessen, Kaffee mit Kuchen in der Tagespflege gerichtet und serviert. Es sollen nur kleine Portionen gereicht werden. Herrn S. zum Essen anleiten, wenn nötig das Essen eingeben. Zwischen den Mahlzeiten Fingerfood anbieten. Für eine ruhige Atmosphäre beim Essen sorgen.
- Toilettentraining vor und nach dem Essen, wenn nötig Einlagenwechsel und Intimpflege – auf Anzeichen wie z. B. Unruhe achten – evtl. Hinweis für einen Toilettengang.

Themenfeld 5 – Leben in sozialen Beziehungen

Herr S. wohnt mit seiner Frau zusammen. Er war im Chor und hat gern gesungen. Auch war er viel mit seinen Freunden unterwegs, konnte aber den Kontakt in Folge der Demenzerkrankung nicht mehr aufrechterhalten.

Pflegefachliche Einschätzung

- Er kann nur noch begrenzt kommunizieren, nimmt allein nicht mehr an Aktivitäten teil – fühlt sich aber in der Gruppe sichtlich wohl.

Aushandlungsprozess

- Gespräche führen.
- In Aktivitäten wie Singen und Musikhören mit einbeziehen.

Themenfeld 6 – Haushaltsführung

Herr S. hat vor seiner Krankheit gerne im Haushalt geholfen, dies kann er nur noch bedingt. Die Haushaltsführung übernimmt die Ehefrau.

Pflegefachliche Einschätzung

- Er geht mit, wenn der Tisch eingedeckt wird – möchte dabei helfen.

Aushandlungsprozess

- Herrn S. beim Tischeindecken einbeziehen.

Risikomatrix

Tab. 17: Risikomatrix

Erste fachliche Einschätzungen der für die Pflege und Betreuung relevanten Risiken und Phänomene: »Frau S. ist am Ende ihrer Kräfte«															
	Dekubitus				**Beratung**	**Sturz**				**Beratung**	**Inkontinenz**				**Beratung**
			Weitere Einschätzung notwendig					Weitere Einschätzung notwendig					Weitere Einschätzung notwendig		
	Ja	Nein	Ja	Nein		Ja	Nein	Ja	Nein		Ja	Nein	Ja	Nein	
1. Kognitive und kommunikative Fähigkeiten		X		X			X		X		X			X	*
2. Mobilität und Beweglichkeit		X		X			X		X			X		X	
3. Krankheitsbez. Anforderungen u. Belastungen		X		X			X		X		X			X	
4. Selbst-versorgung		X		X			X		X		X			X	
5. Leben in sozia-len Beziehungen		X		X			X		X		X			X	

Erste fachliche Einschätzungen der für die Pflege und Betreuung relevanten Risiken und Phänomene: »Frau S ist am Ende ihrer Kräfte«

	Schmerz					Ernährung					Sonstiges				
			Weitere Einschätzung notwendig		Beratung			Weitere Einschätzung notwendig		Beratung			Weitere Einschätzung notwendig		Beratung
	Ja	Nein	Ja	Nein		Ja	Nein	Ja	Nein		Ja	Nein	Ja	Nein	
1. Kognitive und kommunikative Fähigkeiten		X		X		X		X		*					
2. Mobilität und Beweglichkeit		X		X		X		X							
3. Krankheitsbez. Anforderungen u. Belastungen		X		X		X			X						
4. Selbst-versorgung		X		X		X		X							
5. Leben in sozialen Beziehungen		X		X		X			X						

Tagesstrukturierende Maßnahmenplanung (Tagespflege)

Tab. 18: Tagesstrukturierende Maßnahmenplanung (Tagespflege)

Name: Salz, Karl-Heinz	geb. 10. 05. 1940		Blatt Nr. 1
Erstellt am: 30. 05. 2016 von: (HZ):	Evaluation am: ____________ von: ____________ (HZ):	Evaluation am: ____________ von: ____________ (HZ):	Evaluation am: ____________ von: ____________ (HZ):
Individuelle Wünsche, Besonderheiten und Notwendigkeiten			
Möchte solange wie möglich zu Haus bleiben.	Hilfsmittel: Einlagen Größe 6, Zahnprothese oben und unten		

Uhrzeit ca. Werte	Beschreiben der Maßnahmen	Wichtig	Verfahrens-anweisung
Tagdienst			
9:00 Uhr	Busfahrer bringt Herrn S. in die Tagespflege Getränk und Fingerfood auf seinen Platz bereitstellen, dabei bleiben beim Essen, Nahrungsaufnahme bei Bedarf übernehmen	Immer zum Essen und Trinken anhalten	
10:00 Uhr	Zur Zeitungsrunde bringen und Getränk bereitstellen, zusammen mit Herrn S. trinken		
11:00 Uhr	Toilettentraining ggf. wechseln der Einlage und Intimpflege		
12:00 Uhr	Medikamentengabe dabeibleiben bis genommen Angebot Tischeindecken teilnehmen lassen Mittagessen servieren und anleiten zum Essen, wenn nötig Essen eingeben Trinken bereitstellen und zum Trinken auffordern, ggf. eingeben		
13:00 Uhr	Zum Ausruhen aufs Sofa setzen, Angebot basale Stimulation, wenn er nicht möchte, laufen lassen		
13:30 Uhr	Toilettentraining ggf. Einlagenwechsel und Intimpflege		
14:30 Uhr	1 kleine Kanne Kaffee mit Milch und ein Stück Kuchen bereitstellen, wenn nötig eingeben		
15:30 Uhr	Nimmt an Aktivitäten wie Singen, Musikhören oder Spaziergänge im Garten teil Fingerfood und Getränke bereitstellen je nach AZ eingeben		
17:00 Uhr	Wird vom Busfahrer abgeholt und nach Hause gebracht		

3.3 Fallbeispiele aus der ambulanten Pflege

3.3.1 Frau G. möchte zu Hause wohnen bleiben

Die Situation

Frau G. ist 89 Jahre alt. Sie lebt schon seit 50 Jahren in einer Drei-Zimmer-Wohnung im vierten Stock. Dass es keinen Aufzug gibt, hat sie lange Zeit nicht gestört. In den letzten zwei Jahren fällt ihr das Treppensteigen aber immer schwerer. Sie muss auf jedem Stockwerk eine Pause einlegen. Dazu kommt noch die Unsicherheit beim Gehen, weil ihr plötzlich schwindelig wird. Sie geht am Stock und in der Wohnung kann sie sich festhalten. Nur hinfallen dürfe sie nicht, da ihre Knochen nicht mehr fest sind. Ihre zwei Söhne sind sehr besorgt – am liebsten wäre es ihnen, wenn Frau G. in ein Altenheim zieht, dazu kann sie sich aber nicht entschließen. Sie hat sich nun darauf eingelassen, dass der Pflegedienst beim Duschen hilft und die Wohnung in Schuss hält. Die Einkäufe erledigen die Söhne. Und da sie nicht mehr so lange am Herd stehen kann, bestellt sie nun dreimal pro Woche Essen auf Rädern. An den anderen Tagen wird sie abwechselnd von den Schwiegertöchtern mit einer warmen Mahlzeit versorgt. Sie fühlt sich in ihrer Wohnung sehr wohl –ihre Familie besucht sie sehr oft und die Nachbarn sind auch sehr um sie bemüht.

Was bewegt Sie im Augenblick? Was brauchen Sie?
Was können wir für Sie tun?

Frau G.: »Ich möchte so lange wie möglich zu Hause wohnen. Beim Gehen fühle ich mich unsicher – vor allem wegen der Schwindelattacken. Ich kann nicht mehr allein duschen. Damit die Wohnung in Schuss bleibt, bräuchte ich jemanden, der zuverlässig ist und so einmal pro Woche zu mir kommt. Meine Kinder kümmern sich ja um die Einkäufe und das Essen. Allein fühle ich mich nicht, da fast täglich jemand bei mir vorbeischaut. Ich will erst mal alles ausprobieren, um zu Hause bleiben zu können. Nur stürzen darf ich nicht, da ich Osteoporose habe und meine Knochen schlecht heilen.«

Themenfeld 1 – Kognitive und kommunikative Fähigkeiten

Frau G. wird fast täglich von ihrer Familie und Nachbarn besucht. Sie beschäftigt sich mit Lesen, Radiohören und kleinen Handarbeiten. Am Abend schaut sie gern einen Film – allein und einsam fühlt sie sich nicht. Und wenn sie das Bedürfnis nach einem Gespräch hat, telefoniert sie. Ihr wird oft plötzlich schwindelig – sie hat Angst vor Stürzen.

Pflegefachliche Einschätzung

- Frau G. ist zeitlich, örtlich, zur Person und situativ orientiert. Sie kann ihre Wünsche und Bedürfnisse adäquat äußern. Bei ihr bestehen Schwindelanfälle – sie hat Angst zu stürzen und sich etwas zu brechen.
- Kann Risiken und Gefahren einschätzen.

Beratung

- Anschluss eines Hausnotrufdienstes; Gefahrenquellen in der Wohnung wie Stolperfallen (lose Kabel, lose Teppiche) beseitigen.

Aushandlungsprozess

- Frau G. nimmt das Angebot Hausnotruf an – möchte selbst mit ihren Kindern reden wegen der Beseitigung von Stolperfallen.

Themenfeld 2 – Mobilität und Beweglichkeit

Früher ist Frau G. täglich vor die Tür gegangen, hat ihre Einkäufe erledigt oder war im Park. Das geht laut ihren Angaben nicht mehr – die vier Stockwerke seien einfach zu viel. Sie hat das Gefühl, dass ihr die Kraft fehlt. Das Einlegen von Pausen auf den Zwischenetagen nützt nicht mehr viel. In der Wohnung geht sie mit dem Gehstock. Unsicher fühlt sie sich durch die Schwindelattacken.

Pflegefachliche Einschätzung

- Frau G. ist mit dem Gehstock innerhalb der Wohnung mobil, geht etwas unsicher und verlässt allein nicht mehr die Wohnung.
- Frau G. kann ihre Liege- und Sitzposition selbstständig verändern, gute Sitzstabilität.

Beratung

- Zur Sturzgefahr.

Aushandlungsprozess

- Frau G. spricht mit ihrem Hausarzt und lässt sich ein Rezept für einen Rollator ausstellen.

Themenfeld 3 – Krankheitsbezogene Anforderungen und Belastungen

Ihre Medikamente kann Frau G. laut Angaben selbst stellen. Sie sei ja im Kopf noch klar und sie muss ja nicht viele Tabletten einnehmen. Dabei sei sie sehr gewissenhaft.

Pflegefachliche Einschätzung

- Frau G. kann die verordneten Medikamente selbstständig einnehmen. Hat Angst zu stürzen, sich dabei eine Fraktur zuzuziehen und deshalb in ein Heim ziehen zu müssen.
- Frau G. äußert Wünsche und Bedürfnisse adäquat.
- Frau G. hat aktuell keine Schmerzen.

Aushandlungsprozess

- Kein Bedarf.

Themenfeld 4 – Selbstversorgung

Frau G. sagt, sie habe ja Zeit zum Waschen und Anziehen. Sie stellt sich zur Körperpflege ans Waschbecken. Beim Anziehen muss sie sich hinsetzen. In die Dusche traut sie sich nicht mehr allein. Das Stehen in der Dusche, ohne sich festzuhalten, um sich dann zu waschen, sei einfach schwierig, sie habe Angst auszurutschen. Sonst macht sie alles selbst.

Pflegefachliche Einschätzung

- Frau G. ist im Bereich Ernährung bis auf die Übernahme der Einkäufe und das Kochen selbstständig.
- Frau G. benötigt keine Hilfe beim An- und Auskleiden. Selbstständigkeit im Bereich Toilettengang.
- Sie hat Probleme beim Ein- und Austeigen in die Duschwanne – fühlt sich unsicher in der Duschwanne.

Beratung

- Sturzgefahr – Beratung zu Hilfsmitteln.

Aushandlungsprozess

- Frau G. redet mit ihren Söhnen, diese sollen einen Stuhl ins Bad stellen, damit sie sich zum Waschen hinsetzen kann.
- Frau G. spricht mit ihrem Hausarzt und lässt sich ein Rezept für einen Duschklappsitz ausstellen.
- Nach Wunsch dreimal pro Woche (Di., Do., Sa.) Unterstützung beim Duschen mit Haarwäsche.

Themenfeld 5 – Leben in sozialen Beziehungen

Frau G. hört gern Radio, liest, sieht TV am Abend oder häkelt. Sie bekommt fast täglich Besuche. Sie fühlt sich nicht einsam, sondern gut eingebunden. Die Spaziergänge in den Park vermisst sie, aber das Treppensteigen sei einfach zu anstrengend.

Pflegefachliche Einschätzung

- Frau G. kann sich gut beschäftigen und fühlt sich nicht einsam. Sie hat regelmäßige Kontakte. Spaziergänge fehlen ihr aber. Sie ist gut in ihre Familie und in der Nachbarschaft eingebunden.

Aushandlungsprozess

- Kein Bedarf.

Themenfeld 6 – Haushaltsführung

Die Einkäufe und das warme Essen erledigt die Familie. Zusätzlich erhält Frau G. dreimal pro Woche Essen auf Rädern. Sie muss sich auch nicht um das Staubwischen oder die Wäschepflege kümmern, das erledigen die Schwiegertöchter oder die Enkel. Das Abspülen einer Tasse, eines Tellers und des Bestecks schafft sie noch. Beschäftigung sei ja wichtig. Sie hätte gern für alle größeren Putzarbeiten eine zuverlässige Zugehfrau.

Pflegefachliche Einschätzung

- Die meisten Hausarbeiten erledigt die Familie von Frau G.
- Frau G. kann sich kleinere Mahlzeiten selbst zubereiten.

Aushandlungsprozess

- Einmal pro Woche am Freitag Wohnungsreinigung, alle vier Wochen Fenster putzen.

Die Risikomatrix

Tab. 19: Risikomatrix

Erste fachliche Einschätzungen der für die Pflege und Betreuung relevanten Risiken und Phänomene: »Frau G. möchte zu Hause wohnen bleiben«															
	Dekubitus					Sturz					Inkontinenz				
			Weitere Einschätzung notwendig		Beratung			Weitere Einschätzung notwendig		Beratung			Weitere Einschätzung notwendig		Beratung
	Ja	Nein	Ja	Nein		Ja	Nein	Ja	Nein		Ja	Nein	Ja	Nein	
1. Kognitive und kommunikative Fähigkeiten		X		X			X		X			X		X	
2. Mobilität und Beweglichkeit		X		X		X		X		*		X		X	
3. Krankheitsbez. Anforderungen u. Belastungen		X		X		X		X				X		X	
4. Selbst-versorgung		X		X		X			X			X		X	
5. Leben in sozia-len Beziehungen		X		X			X		X			X		X	

Erste fachliche Einschätzungen der für die Pflege und Betreuung relevanten Risiken und Phänomene: »Frau G. möchte zu Hause wohnen bleiben«															
	Schmerz				**Beratung**	**Ernährung**				**Beratung**	**Sonstiges**				**Beratung**
			Weitere Einschätzung notwendig					Weitere Einschätzung notwendig					Weitere Einschätzung notwendig		
	Ja	Nein	Ja	Nein		Ja	Nein	Ja	Nein		Ja	Nein	Ja	Nein	
1. Kognitive und kommunikative Fähigkeiten		X		X			X		X						
2. Mobilität und Beweglichkeit		X		X			X		X						
3. Krankheitsbez. Anforderungen u. Belastungen		X		X			X		X						
4. Selbst-versorgung		X		X			X		X						
5. Leben in sozia-len Beziehungen		X		X			X		X						

Tagesstrukturierende Maßnahmenplanung (ambulant)

Tab. 20: Tagesstrukturierende Maßnahmenplanung (ambulant)

Name: Frau Gerlich, Anna	geb. 03. 04. 1927		Blatt Nr. 1
Erstellt am: ____________ (HZ): UKol	Evaluation am: ____________ von: ____________ (HZ):	Evaluation am: ____________ von: ____________ (HZ):	Evaluation am: ____________ von: ____________ (HZ):
Grundbotschaft: Frau Gerlich möchte zu Hause wohnen bleiben.			
		Hilfsmittel: Einlagen Zahnprothese oben und unten, Gehstock, Brille	

Leistungskomplexe	Themenfeld – Maßnahmen	Wichtig	Verfahrensanweisung
LK …	**4. Selbstversorgung**		
Morgens: ca. 10:00 Uhr	**Di – Do – Sa** Frau. G. zieht sich selbst aus – benötigt Hilfe beim Ein- und Aussteigen in die Duschtasse – und Unterstützung beim Duschen mit Haarwäsche Wählt ihre Pflegemittel selbst aus; Hilfe beim Waschen der Haare, Rücken und Beine; Hilfe beim Fönen und Eincremen (Rücken und Beine); Anziehen selbstständig		
LK …	**6. Haushaltsführung**		
Freitag: ca. 09:00 – 12:00 Uhr	Reinigung der Wohnung; Putzmittel und Gerätschaften stehen in der Abstellkammer Alle 4 Wochen Fenster putzen		

3.3.2 Familie P. und der zweite Schlaganfall

Die Situation

Vor drei Jahren erlitt Frau P. ihren ersten Schlaganfall. Da war sie nach kurzer Zeit wieder fit. Der zweite Schlaganfall war allerdings gravierender. Danach änderte sich alles. Früher war das Ehepaar P. in einer Wandergruppe aktiv – sie tüftelten zusammen alle Tagestouren aus. Der Garten war auch ein gemeinsames Hobby. Herr P. hilft seit seiner Pensionierung im Haushalt mit. Das kommt ihm jetzt zugute – Kochen ist kein Problem und Putzen und Waschen erledigt er auch. »Meine Frau sitzt ja nun im Rollstuhl, ihre linke Körperseite ist gelähmt«, erzählt Herr P. Mit seiner Hilfe kann seine Ehefrau mühsam wenige Schritte gehen und kurz stehen. Sie sitzt im Rollstuhl und versucht diesen mit dem gesunden Fuß und der rechten Hand zu bewegen. Sehr belastend für das Ehepaar ist, dass Frau P. seit dem Schlaganfall das Sprechen schwerfalle. Sie versteht alles, aber eine lange Unterhaltung strengt sie an. Die P's sind schon älter und ihre Kinder finden, dass sie sich doch eine Entlastung holen sollten.

**Was bewegt Sie im Augenblick? Was brauchen Sie?
Was können wir für Sie tun?**

Herr P.: »Meine Frau hatte zwei Schlaganfälle. Sie kann nur mit Hilfe etwas gehen und stehen. Darüber sind wir froh. Das Sprechen fällt ihr aber sehr schwer.« Frau P. nickt zustimmend und Herr P. fährt fort: »Meine Kinder finden ja, dass ich abgenommen habe und Hilfe brauche. Wir möchten zusammenbleiben, wenn sie verstehen, was ich meine. Und wenn ich so nachdenke, haben die Kinder ja recht – ich muss meine Kräfte einteilen. Meine Frau und ich haben Folgendes besprochen. Wir möchten, dass die Schwestern/Pfleger zweimal am Tag zu uns kommen. Morgens zur Körperpflege und abends, um meine Frau ins Bett zu bringen. Auch könnten sie das Baden übernehmen – ich trau mich nicht, meine Frau in die Badewanne zu heben. Und da wäre noch etwas – wir haben gehört, dass Sie auch einen Hauswirtschaftsdienst haben. Es wäre schön, wenn einmal pro Woche eine Dame für ca. drei Stunden zur Reinigung der Wohnung kommen könnte. Da wäre uns/mir sehr geholfen.«

Themenfeld 1 – Kognitive und kommunikative Fähigkeiten

Die Kinder besuchen ihre Eltern regelmäßig. Frau P. hört gern Opernmusik. Am Abend, wenn Frau P. im Bett liegt, sieht sie gern einen Film. Sie liest am Morgen zusammen mit ihrem Mann die Tageszeitung.

Pflegefachliche Einschätzung

- Verbale Kommunikation möglich. Frau P. versteht alles. Sie antwortet mit »Ja« oder »Nein« oder in kurzen Sätzen – ihre Aussprache ist verwaschen.
- Frau P. ist zeitlich, örtlich, zur Person und situativ orientiert. Sie kann ihre Wünsche und Bedürfnisse äußern.

Aushandlungsprozess

- Kein Bedarf.

Beratung

- Kein Bedarf.

Themenfeld 2 – Mobilität und Beweglichkeit

Vor dem zweiten Schlaganfall war das Ehepaar mindestens einmal pro Woche zum Wandern unterwegs. Frau P. kann jetzt mit Unterstützung einige Schritte gehen und, wenn sie sich festhält, auch stehen. Tagsüber sitzt sie im Rollstuhl und versucht, diesen selbst fortzubewegen. Bei Transfers und beim Gehen muss sie gestützt werden. Wenn sie im Bett liegt, kann sie sich noch selbst etwas drehen. Das Haus hat sie noch nicht verlassen, da sie die drei Stufen vor dem Haus nicht steigen kann. Das Ehepaar möchte gern zusammen an der frischen Luft spazieren gehen.

Pflegefachliche Einschätzung

- Hemiparese links, rechte Körperseite nicht funktionseingeschränkt. Rechtshänderin. Sie kann den linken Arm bis zur Brust anheben – an der linken Hand kann sie die Finger etwas bewegen – Zugreifen gelingt nicht. Frau P. kann einige Schritte gehen, wenn sie durch eine Person gestützt wird. Sie zieht beim Gehen das linke Bein nach. Sie kann stehen, wenn sie einen Haltepunkt hat. Transfers gelingen nur mit Unterstützung einer Person. Sitzstabilität vorhanden. Steht allein nicht auf.
- Rollstuhl:
  - Linker Fuß steht auf der Fußstütze, Frau P. bewegt sich mit dem rechten Fuß/der rechten Hand selbst fort. Sie benötigt Hilfe beim Überwinden von Kurven/Türschwellen.
  - Antidekubituskissen für den Rollstuhl ist vorhanden.
- Bett/Ruhesessel/Sofa:
  - Frau P. liegt gern auf dem Rücken, kann kleine Positionswechsel vornehmen.
  - Sie ruht sich am Nachmittag im Ruhesessel oder auf dem Sofa aus.

Beratung

- Dekubituspropyhlaxe; Durchführung von Positionswechseln am Tag und in der Nacht zur Druckentlastung.
- Zu wohnumfeldverbessernden Maßnahmen (Entfernung von Türschwellen, Rampe).
- Förderung/Erhaltung der Mobilität durch tägliche Steh- und Gehübungen und Krankengymnastik.

Aushandlungsprozess

- Herr P. spricht mit dem Hausarzt zwecks Heilmittelverordnung (Krankengymnastik).
- Herr P. spricht mit seinen Kindern wegen der Beantragung der wohnumfeldverbessernden Maßnahmen (Rampe, Türschwellen).

Themenfeld 3 – Krankheitsbezogene Anforderungen und Belastungen

Die Medikamente stellt Herr P. in eine Medikamentenbox. Seine Frau möchte besser sprechen können. Morgens liest das Ehepaar gemeinsam die Tageszeitung. Von der Reha haben sie einen Zettel mit Übungen (Sprach- und Sprechübungen) bekommen, die sie zu Hause weiterführen.

Pflegefachliche Einschätzung

- Herr P. verabreicht seiner Ehefrau die Medikamente gewissenhaft. Frau P. verneint auf Nachfrage Schmerzen. Frau P. spricht undeutlich – möchte sichtlich besser sprechen können.

Beratung

- Förderung/Erhaltung des Sprechens durch tägliche Artikulationsübungen; Herrn P. darin bestärken, seine Ehefrau laut vorlesen zu lassen, evtl. könnten seine Kinder ihn darin unterstützen.

Aushandlungsprozess

- Herr P. spricht mit dem Hausarzt zwecks Heilmittelverordnung (Logopädie).

Themenfeld 4 – Selbstversorgung

Am Morgen setzt Herr P. seine Frau mit Mühe auf den Toilettenstuhl. Danach fährt er sie ins Bad ans Waschbecken. Mit der gesunden Hand versucht sie, ihr Gesicht und den Oberkörper so weit wie möglich selbst zu waschen. Ihre Zähne kann sie mit Unterstützung putzen. Beim An- und Auskleiden hilft sie mit. Sie trägt jetzt bevorzugt legere Kleidung. Frau P. trägt Einlagen, da sie das Wasser nicht mehr halten kann.

Pflegefachliche Einschätzung

- Benötigt morgens Hilfe bei der Körperpflege, Inkontinenzversorgung und beim An- und Auskleiden.
- Mahlzeiten mundgerecht vorbereiten, Getränke einschenken/bereitstellen (durch Ehemann) – selbstständige Nahrungsaufnahme durch Klientin.

Beratung

- Zu Hilfsmitteln: Badelifter.
- Zu Transfers: Vermittlung von Techniken zum Transfer.

Aushandlungsprozess

- Herr P. fordert beim Arzt eine Verordnung für den Badelifter an.
- Unterstützung bei der morgend- und abendlichen Körperpflege inklusive Inkontinenzversorgung, An- und Auskleiden.
- Freitags baden um ca. 10:00 Uhr.
- Abends: Transfer ins Bett.

Themenfeld 5 – Leben in sozialen Beziehungen

Herr und Frau P. sind seit über 50 Jahren verheiratet – ein gut eingespieltes Team. Ihre Tochter wohnt gegenüber und kommt fast täglich am Nachmittag vorbei. Ihr Sohn kommt samstags und erledigt dann die Einkäufe. Er repariert auch alles und hilft im Garten. Ab und zu kommen die Enkel zu Besuch. Einmal im Monat geht Herr P. am Abend zum Wanderstammtisch. In dieser Zeit kümmert sich die Tochter um die Mutter.

Pflegefachliche Einschätzung

- Das Ehepaar P. versteht sich sehr gut – gute Kontakte zu den Kindern und Enkelkindern.
- Familie P. ist in der Gemeinde gut integriert.

Beratung

- Kein Bedarf.

Aushandlungsprozess

- Kein Bedarf.

Themenfeld 6 – Haushaltsführung (ambulant)

Herr P.: »Die Pflege meiner Frau ist doch sehr anstrengend. Mir wäre geholfen, wenn einmal pro Woche eine zuverlässige Dame zum Putzen kommen könnte.«

Pflegefachliche Einschätzung

- Einkäufe erledigt der Sohn, Essen auf Rädern und warmes Mittagessen durch die Schwiegertöchter.
- Ordentliches Wohnumfeld (Angehörige übernehmen dies) – Wunsch nach Entlastung für die Familie.

Aushandlungsprozess

- 1x pro Woche für 3 Stunden eine Haushaltshilfe zur Wohnungsreinigung.

Die Risikomatrix

Tab. 21: Risikomatrix

Erste fachliche Einschätzungen der für die Pflege und Betreuung relevanten Risiken und Phänomene: »Bei Familie P. hat sich nach dem 2. Schlaganfall alles geändert«															
	Dekubitus					Sturz					Inkontinenz				
			Weitere Einschätzung notwendig		Beratung			Weitere Einschätzung notwendig		Beratung			Weitere Einschätzung notwendig		Beratung
	Ja	Nein	Ja	Nein		Ja	Nein	Ja	Nein		Ja	Nein	Ja	Nein	
1. Kognitive und kommunikative Fähigkeiten		X		X								X		X	
2. Mobilität und Beweglichkeit	X		X		*		X		X		X			X	
3. Krankheitsbez. Anforderungen u. Belastungen		X		X			X		X			X		X	
4. Selbst-versorgung	X			X			X		X		X			X	
5. Leben in sozialen Beziehungen		X		X			X		X			X		X	

Erste fachliche Einschätzungen der für die Pflege und Betreuung relevanten Risiken und Phänomene: »Bei Familie P. hat sich nach dem 2. Schlaganfall alles geändert«															
	Schmerz					Ernährung					Sonstiges				
			Weitere Einschätzung notwendig		Beratung			Weitere Einschätzung notwendig		Beratung			Weitere Einschätzung notwendig		Beratung
	Ja	Nein	Ja	Nein		Ja	Nein	Ja	Nein		Ja	Nein	Ja	Nein	
1. Kognitive und kommunikative Fähigkeiten		X		X			X		X						
2. Mobilität und Beweglichkeit		X		X			X		X						
3. Krankheitsbez. Anforderungen u. Belastungen		X		X			X		X						
4. Selbst-versorgung		X		X			X		X						
5. Leben in sozialen Beziehungen		X		X			X		X						

Tagesstrukturierende Maßnahmenplanung (ambulant)

Tab. 22: Tagesstrukturierende Maßnahmenplanung (ambulant)

Name: Frau Peters, Gerda		geb. 01. 01. 1942	Blatt Nr. 1
Erstellt am: ________ (HZ):	Evaluation am: ________ von: ________ (HZ):	Evaluation am: ________ von: ________ (HZ):	Evaluation am: ________ von: ________ (HZ):
Grundbotschaft: Herr Peters wünscht sich Entlastung.			
		Hilfsmittel: Einlagen Größe 4, Zahnprothese oben und unten, Rollstuhl, Antidekubituskissen für den Rollstuhl und Toilettenstuhl	

Leistungs-komplexe	Themenfeld – Maßnahmen	Wichtig	Verfahrens-anweisung
LK …	**4. Selbstversorgung**		
Morgens: ca. 8:00 Uhr	Transfer vom Bett auf den Toilettenstuhl, kann mit Hilfe stehen. Ins Bad fahren. Möchte einige Minuten allein bleiben, um Wasser zu lassen. Danach waschen des Intimbereichs und untere Extremitäten. Unterkörper ankleiden inklusive Einlage (Größe 4). Hautzustand beobachten Umsetzen auf den Rollstuhl, wäscht Oberkörper bis auf die rechte Seite selbst. Waschen des restlichen Oberkörpers mit Eincremen. Hilfe beim Ankleiden (versucht mitzuhelfen). Mundpflege mit Unterstützung möchte ihren Mund mit Mundwasser ausspülen Gesichtscreme auftragen und Haare kämmen Fährt allein mit ihren Rollstuhl bis zur Küche über die Türschwelle helfen Fortlaufende Beratung Hinweisen auf durchführen von Positionswechsel über den Tag; Empfehlung Mittagsschlaf auf den Sofa/Bett durchführen zur Druckentlastung Stehübungen bei jeden Transfer durchführen	Weste anziehen Parfüm auflegen Hautzustand beobachten Auf Dekubituskissen im Rollstuhl achten	Dekubitusprophylaxe
LK …	**4. Selbstversorgung**		
Freitags ca. 10:00 Uhr	Frau P. hat im Vorfeld schon im Bett gefrühstückt Unterstützung bei der Zahnpflege hat der Ehemann übernommen. Ehemann hat das Bad vorgeheizt und alles bereitgelegt. Ehemann lässt Badewasser in der Zeit des Transfers ein Transfer vom Bett auf den Toilettenstuhl und ins Bad fahren. Auskleiden und auf den Lifter setzen Frau P. hilft mit. In die Badewanne langsam gleiten lassen Haare waschen und Föhnen liebt es wenn der Kopf massiert wird Ankleiden/Inkontinenzversorgung Transfer in den Rollstuhl Frau P. fährt selbst ins Wohnzimmer – Hilfe über die Türschwelle; Transfer Rollstuhl/Ruhesessel	Badelifter vorhanden Weste anziehen Hautzustand beobachten	

Leistungs-komplexe	Themenfeld – Maßnahmen	Wichtig	Verfahrens-anweisung
LK …	**4. Selbstversorgung**		
ca. 20:00 Uhr	Kleine Abendtoilette Frau P. fährt mit dem Rollstuhl eigenständig ins Bad, über die Türschwelle helfen Toilettengang – Hilfe beim Transfer Rollstuhl/Toilette und zurück Frau P. möchte, dass zuerst die Intimpflege am Waschbecken durchgeführt wird. Frau P. hält sich fest; Einlegen einer Inkontinenzeinlage Dann Mundpflege und Waschen des Gesichts – führt Frau P. selbst aus. Hilfe beim Entkleiden des Oberkörpers und Ankleiden des Nachthemdes mit personeller Unterstützung Frau P. fährt selbst mit dem Rollstuhl ins Schlafzimmer; Hilfe über die Türschwelle geben. Transfer Rollstuhl/Bett	Hautzustand beobachten Trägt zur Nacht Wollsocken	
	Fortlaufende Beratung Hinweisen auf Durchführung von Positionswechsel über den Tag; Empfehlung Mittagsschlaf auf den Sofa/Bett durchführen zur Druckentlastung Stehübungen bei jedem Transfer durchführen		
LK …	**1. Haushaltsführung (ambulant)**		
Donnerstag Von ca. 13:00 – 16:00 Uhr	Reinigungsutensilien sowie der Staubsauger befinden sich in der Abstellkammer Wohnungsreinigung 1x pro Woche		

3

3.4 Fallbeispiele Kurzzeitpflege/ Verhinderungspflege

3.4.1 Frau K. hat sich für einen Kurzzeitpflegeaufenthalt entschieden

Die Situation

Frau K. ist 80 Jahre alt. Sie lebt seit dem Tod ihres Ehemannes vor einem Jahr allein in ihrem Haus. Ihre Tochter wohnt mit ihrer Familie nebenan. Frau K. leidet unter Polyarthrosen, mit ihrem Rollator ist sie aber im Haus mobil. Frau K. ist froh, dass ihr Haus vor fünf Jahren behindertengerecht umgebaut wurde, da ihr Mann mehrere Schlaganfälle hatte. Es wurden breitere Türen und ein behindertengerechtes Bad (bodengleiche Dusche) eingebaut. Auch ein Treppenlifter ist vorhanden, da sich Bad und Schlafzimmer im ersten Stock befinden. Im Erdgeschoss befindet sich eine Toilette.

Frau K. kann trotz Seniorenbett allein nicht mehr aus dem Bett aufstehen. Ihre Tochter hilft ihr morgens beim Aufstehen. Dann geht es weiter mit der Körperpflege, dem An- und Auskleiden. Frau K. versucht, noch selbst zur Toilette zu gehen, dabei passieren immer wieder kleine Unglücke. Sie trägt kleine Inkontinenzeinlagen.

Ihr Frühstück nimmt sie in der Küche im Erdgeschoss ein. Ihre Tochter bereitet ihr die Mahlzeiten zu und kocht für sie. Die hauswirtschaftliche Versorgung wird ebenso von ihr übernommen. Die Tochter arbeitet nachmittags bei einem Discounter an der Kasse. Frau K. hat den Eindruck, dass ihre Tochter gehetzt und gestresst wirkt. Nach langem Überlegen hat sie sich dazu durchgerungen, in die Kurzzeitpflege zu gehen – ihre Tochter braucht einfach mal Zeit für sich und mit ihrer Familie.

Was bewegt Sie im Augenblick? Was brauchen Sie?
Was können wir für Sie tun?

Frau K.: »Ich möchte meine Tochter für ein paar Wochen entlasten, da sie mich fast den ganzen Tag unterstützt, sei es bei der Körperpflege, beim Essenrichten oder dem Versorgen des Haushalts mit der zugehörigen Gartenarbeit. Unangenehm ist mir, dass ich auch Hilfe beim Wechseln der Einlagen benötige. Ich merke jeden Tag, dass meine Kräfte nachlassen und ich dem Ganzen nicht mehr gewachsen bin.« Die Tochter erzählt, dass ihre Mutter am Morgen sehr viel Zeit für alle Verrichtungen benötigt.

Themenfeld 1 – Kognitive und kommunikative Fähigkeiten

»Am Morgen lese ich immer meine Zeitung zum Frühstück. Geistig bin ich fit! Mit meinen Urenkeln spiele ich Mensch ärgere Dich nicht. Auch kommt meine Nachbarin öfter zu Besuch, um sich mit mir zu unterhalten. Am Nachmittag schaue ich gern Serien wie ›Sturm der Liebe‹ an.«

Pflegefachliche Einschätzung

- Ist zeitlich, örtlich, situativ zur Person orientiert.
- Unterhält sich gern, schaut gern Fernsehen, liest ihre Zeitung, spielt gern Spiele.
- Sie kann Wünsche und Bedürfnisse äußern.
- Sie kann Risiken und Gefahren adäquat einschätzen.

Themenfeld 2 – Mobilität und Beweglichkeit

»Mit dem Rollator komme ich gut zurecht, aber mit dem Treppenlift komm ich nicht so gut zurecht. Auch das Aufstehen vom Bett fällt mir zunehmend schwerer.«

Pflegefachliche Einschätzung

- Geht sicher mit Rollator und benutzt diesen immer.
- Benötigt Hilfe beim Aufstehen vom Bett, ggf. vom Stuhl.
- Sie kann Positionswechsel im Bett und Stuhl selbstständig vornehmen.

Themenfeld 3 – Krankheitsbezogene Anforderungen und Belastungen

»Besonders morgens habe ich Schmerzen in den Knie- und Hüftgelenken. Meine Arme kann ich nur noch bis zur Brust anheben. Mein Hausarzt hat mir Schmerzmittel verschrieben, die mir gut helfen. Ich bekomme viele Medikamente, diese richtet meine Tochter in die Wochenbox.«

Pflegefachliche Einschätzung

- Einnahme der Schmerzmedikamente dreimal am Tag, ggf. Bedarfsmedikamente geben – aktuell ist die Klientin damit gut versorgt.
- Sie kann Schmerzen adäquat äußern.

Themenfeld 4 – Selbstversorgung

»Ich möchte das Frühstück im Zimmer zu mir nehmen und nicht mit den anderen essen. Die anderen Speisen kann ich im Speisesaal einnehmen. Das Einzige, was ich nicht mag, ist Rosenkohl. Einen Wunsch hätte ich: einmal wieder richtig baden, daheim habe ich ja nur noch die Dusche.«

Pflegefachliche Einschätzung

- Essen und Trinken servieren, Frühstück aufs Zimmer bringen.
- Hilfe bei der Körperpflege, beim An- und Auskleiden.
- Wohlfühlbad anbieten.
- Hilfe bei der Inkontinenzversorgung, meldet sich, wenn sie Hilfe benötigt.

Themenfeld 5 – Leben in sozialen Beziehungen

»Ich wohne schon seit meiner Kindheit hier und bin gut eingebunden in die Gemeinde. Jeden Sonntag gehe ich in die Kirche.«

Pflegefachliche Einschätzung

- Angebot zum Gottesdienst im Haus oder zur angrenzenden Kirche.

Themenfeld 6 – Wohnen- und Häuslichkeit

»Ich möchte ein Einzelzimmer.«

Pflegefachliche Einschätzung

- Kein Bedarf.

Die Risikomatrix

Tab. 23: Risikomatrix

Erste fachliche Einschätzungen der für die Pflege und Betreuung relevanten Risiken und Phänomene: »Frau K. hat sich für einen Kurzzeitpflegeaufenthalt entschieden«															
	Dekubitus					**Sturz**					**Inkontinenz**				
			Weitere Einschätzung notwendig		**Beratung**			Weitere Einschätzung notwendig		**Beratung**			Weitere Einschätzung notwendig		**Beratung**
	Ja	Nein	Ja	Nein		Ja	Nein	Ja	Nein		Ja	Nein	Ja	Nein	
1. Kognitive und kommunikative Fähigkeiten		X		X			X		X			X		X	
2. Mobilität und Beweglichkeit		X		X			X		X			X		X	
3. Krankheitsbez. Anforderungen u. Belastungen		X		X			X		X			X		X	
4. Selbst-versorgung		X		X			X		X		X			X	*
5. Leben in sozia-len Beziehungen		X		X			X		X			X		X	

Erste fachliche Einschätzungen der für die Pflege und Betreuung relevanten Risiken und Phänomene: »Frau K. hat sich für einen Kurzzeitpflegeaufenthalt entschieden«															
	Schmerz					**Ernährung**					**Sonstiges**				
			Weitere Einschätzung notwendig		**Beratung**			Weitere Einschätzung notwendig		**Beratung**			Weitere Einschätzung notwendig		**Beratung**
	Ja	Nein	Ja	Nein		Ja	Nein	Ja	Nein		Ja	Nein	Ja	Nein	
1. Kognitive und kommunikative Fähigkeiten		X		X			X		X						
2. Mobilität und Beweglichkeit	X			X			X		X						

Erste fachliche Einschätzungen der für die Pflege und Betreuung relevanten Risiken und Phänomene: »Frau K. hat sich für einen Kurzzeitpflegeaufenthalt entschieden«															
3. Krankheitsbez. Anforderungen u. Belastungen	X			X			X		X						
4. Selbst-versorgung		X		X			X		X						
5. Leben in sozialen Beziehungen		X		X			X		X						

Tagesstrukturierende Maßnahmenplanung (Kurzzeitpflege/Verhinderungspflege)

Tab. 24: Tagesstrukturierende Maßnahmenplanung (Kurzzeitpflege/Verhinderungspflege)

Name: Frau Marianne Koberty	geb. 01. 02. 1937		Blatt Nr. 1
Erstellt am: ________ (HZ):	Evaluation am: ________ von: ________ (HZ):	Evaluation am: ________ von: ________ (HZ):	Evaluation am: ________ von: ________ (HZ):
Individuelle Wünsche, Besonderheiten und Notwendigkeiten			
Möchte einmal pro Woche baden.	Hilfsmittel: Rollator, Inkontinenzeinlagen		

Uhrzeit ca. Werte	Beschreiben der Maßnahmen	Wichtig	Verfahrens-anweisung
Tagdienst			
8:00 Uhr	Hilfe beim Aufstehen vom Bett, Rollator bereitstellen; geht selbstständig mit dem Rollator ins Bad und auf die Toilette Waschwasser einlassen – mag es besonders warm Stuhl vor dem Waschbecken platzieren – helfen beim Ausziehen der Nachtwäsche Waschen des Oberkörpers und des Intimbereichs selbstständig VÜ waschen, Rücken, Beine Füße	Rollator Schmerzgel für die Knie täglich Schmuck anlegen	

Uhrzeit ca. Werte	Beschreiben der Maßnahmen	Wichtig	Verfahrens-anweisung
	Mund- und Zahnpflege führt sie selbst durch – hat eigene Zähne VÜ Eincremen mit Lotion, Knie einreiben mit Schmerzgel Legt großen Wert auf ihren Schmuck (Perlenkette, Uhr, Ringe) TÜ An- und Auskleiden trägt gerne Röcke und Blusen. Inkontinenzeinlage einlegen VÜ Haare kämmen Möchte einmal die Woche Baden (Samstag) und einmal die Woche Duschen (Dienstag) mit Haarwäsche, Haare eindrehen und Nagelpflege		
9:00 Uhr	Frühstück ins Zimmer bringen 1 Brötchen (aufgeschnitten), 1 Vollkornbrot, Butter, Marmelade, Käse (bestreicht die Beilagen selbst), Joghurt-Natur mit Weizenkleie 1 Kännchen Kaffee mit Zucker ohne Milch Tageszeitung bereitlegen Medikamentengabe nach ärztlicher Verordnung	Getränke von zu Hause mitgebracht (verschiedene Säfte) Flaschen müssen geöffnet werden	
10:00 Uhr	Meldet sich, wenn sie Unterstützung beim Toilettengang Benötig evtl. Intimpflege/ Hilfe beim Einlagenwechsel		
10:30 Uhr	Geht nur zur Gymnastik Geht allein spazieren Möchte sich nicht an anderen Angeboten beteiligen		
12:00 Uhr	Geht mit Rollator selbstständig in den Speisesaal, setzt sich an ihren Platz Essen servieren, möchte kleine Portionen essen Vor der Hauptspeise immer eine Suppe anbieten Trinkt Saft zum Mittagessen	mag wenig Fleisch, mag keinen Rosenkohl	
12:00 Uhr	Medikamentengabe nach ärztlicher Verordnung		

Uhrzeit ca. Werte	Beschreiben der Maßnahmen	Wichtig	Verfahrens-anweisung
13:00 Uhr	Geht in ihr Zimmer		
	Meldet sich, wenn sie Unterstützung beim Toilettengang benötig evtl. Intimpflege/ Hilfe beim Einlagenwechsel		
	Macht Mittagsschlaf legt sich hierzu ins Bett, Hilfe beim Transfer erforderlich		
Spätdienst			
14:30 Uhr	Hilfe Transfer Bett aus dem Bett		
	Geht evtl. selbst zur Toilette		
	Geht selbstständig in den Speisesaal zum Nachmittagskaffee		
	Trinkt 1 Kännchen Kaffee isst dazu ein Marmeladenbrot		
15:30 Uhr	Geht selbstständig spazieren (Runde ums Haus)		
	3x pro Woche kommt die Enkeltochter mit den Urenkeln zu Besuch		
	Spielt mir den Urenkeln z. B. Mensch ärgere dich nicht		
	Sonntags Kirchgang, wird vom Enkelsohn mit dem Auto abgeholt		
18:00 Uhr	Abendessen, geht selbstständig in den Speisesaal		
	Essen servieren, trinkt ein Glas Buttermilch und eine Saftschorle		
	Isst Brot, dazu Butter, Käse, Wurst und sowie Beilagen; fragen, ob sie eine Suppe essen, möchte		
	Freitag und Dienstag: geht nach dem Essen ins Wohnzimmer zum Kartenspielen, trinkt dazu gerne ein Glas Rotwein		
18:00	Medikamentengabe nach ärztlicher Verordnung		
20:00 – 22:00 Uhr	Geht selbstständig ins Zimmer		
	Unterstützung bei der kleinen Körper-pflege; Nachtwäsche anziehen		
	Evtl. Hilfe beim Toilettengang und Einlagenwechsel		

Uhrzeit ca. Werte	Beschreiben der Maßnahmen	Wichtig	Verfahrens-anweisung
	Hilfe beim Transfer ins Bett Glocke bereitlegen Freitag und Dienstag: Erst um ca. 22:00 Uhr ins Bettbringen		
ab 23:00 – 6:00 Uhr	Kontrollgänge Meldet sich, wenn sie zur Toilette gehen möchte		

3.4.2 Herr M. kam nach einem Sturz in die Kurzzeitpflege

Die Situation

Herr M. ist 82 Jahre. Seit einigen Jahren leidet er unter Parkinson. Er ist dadurch beim Gehen eingeschränkt. Herr M. ist Diabetiker, mit Diät und Tabletten aber gut eingestellt. Herr M. lebt mit seiner Ehefrau in einer Mietwohnung im ersten Obergeschoss eines Altbaus ohne Fahrstuhl. Gemeinsam unternahm das Ehepaar früher gern Spaziergänge. Für den Haushalt ist die Ehefrau zuständig. Die Einkäufe wurden früher stets zusammen erledigt. Bei einem gemeinsamen Spaziergang stolperte Herr M. über eine Stufe im Treppenhaus und stürzte. Herr M. konnte nicht mehr aufstehen, seine rechte Hüfte schmerzte heftig. Mit dem Rettungswagen wurde er ins Krankenhaus eingeliefert. Noch am Aufnahmetag wurde Herr M. wegen einer Oberschenkelhalsfraktur rechts operiert. Im Anschluss folgte eine geriatrische Rehabilitation. Im Rahmen einer Schnelleinstufung bekam er den Pflegegrad 2 zugesprochen. Trotz der Rehabilitation ist Herr M. sehr unsicher beim Gehen. Er hat Angst zu stürzen und kann noch keine Treppen steigen.

Was bewegt Sie im Augenblick? Was brauchen Sie?
Was können wir für Sie tun?

Frau M.: »Mein Mann kann noch nicht allein gehen, geschweige denn Treppen steigen. Wir haben geplant, in eine behindertengerechte Erdgeschosswohnung zu ziehen. Der Sturz hat unsere Pläne durcheinandergebracht. Nun steht der Umzug bevor. Meine Kinder haben vorgeschlagen, dass Helmut erst mal in die Kurzzeitpflege gehen soll. Das mit der Kurzzeitpflege passt ihm nicht. Er braucht ja nicht nur Hilfe bei der Körperpflege. Er geht sehr unsicher – kommt mit dem Rollator nicht zurecht und ist auch in der Rehabilitation ein paarmal gestürzt.«

Themenfeld 1 – Kognitive und kommunikative Fähigkeiten

Frau M.: »In der Klinik war mein Mann kurz nach der Operation verwirrt. Dies hat sich gebessert. Jetzt ist er wieder bei klarem Verstand. Er möchte wieder fit werden und so bald wie möglich nach Hause zurück. Zu Hause hört er am Morgen Radio, später schmökert er gern in einem Krimi. So oft wie möglich sind wir bei gutem Wetter spazieren gegangen.«

Herr M.: »Ich möchte wieder so schnell wie möglich fit werden. Allein gehe ich nicht – hab Angst zu stürzen.«

Pflegefachliche Einschätzung

- Ist zeitlich, örtlich und zur Person orientiert.
- Er kann Wünsche und Bedürfnisse äußern.
- Er hört am Morgen Radio.
- Er kann Risiken/Gefahren einschätzen, steht nicht allein auf, geht nicht ohne Rollator und Begleitung.

Themenfeld 2 – Mobilität und Beweglichkeit

Frau M.: »Uns wäre es wichtig, dass auch in der Kurzzeitpflege die Krankengymnastik weitergeführt wird und dass das Pflegepersonal mit ihm so oft wie möglich das Gehen am Rollator einübt.«

Pflegefachliche Einschätzung

- Er geht unsicher mit Rollator, schlurfender Gang, kleine Schritte, Oberkörper leicht nach vorn gebeugt – Sturzgefahr gegeben.
- Begleitung beim Gehen ist erforderlich.
- Er benötigt Hilfe beim Aufstehen vom Bett und Stuhl.
- Er kann Positionswechsel im Bett und Stuhl selbstständig vornehmen.
- Tremor beider Hände in Ruhe, eingeschränkte Feinmotorik.
- Maskenhafte Mimik.
- Krankengymnastik anfordern.
- Mehrmals täglich Steh- und Gehübungen durchführen.

Themenfeld 3 – Krankheitsbezogene Anforderungen und Belastungen

Frau M.: »Mein Mann ist Diabetiker. In der Reha wurden die Blutzuckerwerte kontrolliert, da diese schwankten. Er isst gern am Nachmittag ein Stück Kuchen. Sein rechtes Bein schmerzt ihm vor allem dann, wenn er längere Zeit geht.«

Zu Hause hat immer die Ehefrau die Medikamente gerichtet. Gegen die Schmerzen wurden Medikamente verordnet. Frau M.: »Es ist wichtig, dass mein Mann seine Parkinsonmedikamente nach dem vorgegebenen Zeitschema erhält.«

Herr M.: »Ich leide ja schon einige Zeit unter Parkinson. Das Wichtigste ist immer Bewegen – der Sturz hat mich richtig zurückgeworfen – ich hoffe, dass das wieder besser wird.«

Pflegefachliche Einschätzung

- Einnahme der Schmerzmedikamente zweimal am Tag, ggf. Bedarfsmedikamente.
- Richten und Geben der Medikamente nach Zeitschema (Parkinsonmedikamente)
- Er kann seine Schmerzen äußern.
- Blutzuckerkontrollen nach Absprache mit dem Hausarzt.
- Er ist motiviert, möchte seine Situation verbessern.

Themenfeld 4 – Selbstversorgung

Herr M.: »In der Reha wurde mit mir alles geübt, also das Waschen und An- und Auskleiden, das Gehen. Wenn Sie mir die Speisen klein schneiden und die Getränke einschenken, dann komme ich zurecht. Ich bin richtig langsam geworden, habe Schwierigkeiten, rechtzeitig die Toilette zu erreichen. Deshalb trage ich Einlagen, falls mal etwas danebengeht. Mir ist es unangenehm, darüber zu reden, aber ich brauche hier vielleicht ab und zu Hilfe.«

Pflegefachliche Einschätzung

- Bewegungseinschränkungen bei Parkinsonerkrankung.
- Hilfe bei der Körperpflege (kann Oberkörper selbst waschen, Zähneputzen, Rasieren nach Vorbereitung, benötigt Hilfe beim Waschen des Rückens und Unterkörpers sowie An- und Auskleiden)
- Wohlfühlbad anbieten.
- Hilfebedarf beim Toilettengang ist Herrn M. unangenehm, spricht dies aber selbst an. Angebot der Hilfe beim Toilettengang sowie Wechsel der Einlagen bei der Inkontinenzversorgung; Herr M. meldet sich, wenn er Hilfe benötigt.

Themenfeld 5 – Leben in sozialen Beziehungen

Das Ehepaar M. ist glücklich verheiratet und freut sich auf die neue Wohnung. Herr M. ist froh, dass die Kinder ihn und seine Frau so tatkräftig unterstützen.

Pflegefachliche Einschätzung

- Angebot zum Gottesdienst im Haus oder zur angrenzenden Kirche.

Themenfeld 6 – Wohnen/Häuslichkeit

Herr M. möchte lieber ein Einzelzimmer haben – die Zeit in der Reha im Zweibettzimmer war schwierig, da sein Bettnachbar so unruhig war.

Pflegefachliche Einschätzung

- Wenn möglich Wechsel des Zimmers.

Die Risikomatrix

Tab. 25: Risikomatrix

Erste fachliche Einschätzungen der für die Pflege und Betreuung relevanten Risiken und Phänomene: »Herr M. kam nach einem Sturz in die Kurzzeitpflege«

	Dekubitus		Weitere Einschätzung notwendig		Beratung	Sturz		Weitere Einschätzung notwendig		Beratung	Inkontinenz		Weitere Einschätzung notwendig		Beratung
	Ja	Nein	Ja	Nein		Ja	Nein	Ja	Nein		Ja	Nein	Ja	Nein	
1. Kognitive und kommunikative Fähigkeiten		X		X			X		X			X		X	
2. Mobilität und Beweglichkeit		X		X		X		X		*	X			X	
3. Krankheitsbez. Anforderungen u. Belastungen		X		X		X		X			X			X	
4. Selbstversorgung		X		X		X			X			X		X	*
5. Leben in sozialen Beziehungen		X		X			X		X			X		X	

Erste fachliche Einschätzungen der für die Pflege und Betreuung relevanten Risiken und Phänomene: »Herr M. kam nach einem Sturz in die Kurzzeitpflege«

	Schmerz		Weitere Einschätzung notwendig		Beratung	Ernährung		Weitere Einschätzung notwendig		Beratung	Sonstiges		Weitere Einschätzung notwendig		Beratung
	Ja	Nein	Ja	Nein		Ja	Nein	Ja	Nein		Ja	Nein	Ja	Nein	
1. Kognitive und kommunikative Fähigkeiten		X		X			X		X						
2. Mobilität und Beweglichkeit		X		X			X		X						

Erste fachliche Einschätzungen der für die Pflege und Betreuung relevanten Risiken und Phänomene: »Herr M. kam nach einem Sturz in die Kurzzeitpflege«															
3. Krankheitsbez. Anforderungen u. Belastungen		X		X	*		X		X						
4. Selbst-versorgung		X		X		X			X						
5. Leben in sozia-len Beziehungen		X		X			X		X						

Tagesstrukturierende Maßnahmenplanung (Kurzzeitpflege/Verhinderungspflege)

Tab. 26: Tagesstrukturierende Maßnahmenplanung (Kurzzeitpflege/Verhinderungspflege)

Name: Herr M.	geb. 15. 01. 1935		Blatt Nr. 1
Erstellt am: ________ (HZ):	Evaluation am: ________ von: ________ (HZ):	Evaluation am: ________ von: ________ (HZ):	Evaluation am: ________ von: ________ (HZ):
Individuelle Wünsche, Besonderheiten und Notwendigkeiten			
		Hilfsmittel: Einlagen, Teilprothese oben und unten, Rollator	

Uhrzeit ca. Werte	Beschreiben der Maßnahmen	Wichtig	Verfahrens-anweisung
Tagdienst			
7:00 Uhr	Hilfe beim Aufstehen aus dem Bett. Zur Toilette begleiten mit Rollator, ans Waschbecken setzen, Waschwasser richten, kann Oberkörper selbst waschen. VÜ: Rücken waschen und eincremen. Hilfe bei der Intimpflege. Inkontinenzeinlagen für Männer einlegen. VÜ: Beine und Füße waschen und eincremen. Unterstützen beim Anziehen (Ober- und Unterkörper). VÜ Strümpfe und Schuhe anziehen. Rasiert sich selbst danach Rasierwasser auftragen.	Parkinson Medikamente nach Plan	

3

Uhrzeit ca. Werte	Beschreiben der Maßnahmen	Wichtig	Verfahrens-anweisung
	Mund-, Teilprothesenpflege führt er unter Anleitung durch. Mundspülen mit Mundwasser 1x wöchentlich Wohlfühlbad am Freitag mit Haar- und Nagelpflege		
7:45 Uhr	In den Speisesaal mit Rollator begleiten und an seinen Platz setzen Frühstück bereitstellen, Aufschneiden der Brötchen versucht diese selbst zu streichen mit Butter sucht sich selbst aus was er möchte, manchmal Marmelade Trinkt schwarzen Tee mit Süßstoff, danach ein Glas Wasser einschenken isst und trinkt selbstständig	Essen klein schneiden Mag keinen Kaffee 1 Kanne Tee meist schwarzen bereitstellen Tageszeitung bereitlegen	
8:30 Uhr	Medikamentengabe nach ärztlicher Verordnung	Parkinson Medikamente nach Plan	
10:00 Uhr	Geht mit Rollator und Hilfe in die Toilette meldet sich, wenn er auf die Toilette muss, ggf. Wechsel der Einlagewechsel		
10:30 Uhr	Zu Aktivitäten begleiten Vorlieben: • Sturzprophylaxe • Gymnastik • Gedächtnistraining • Geh- und Stehübungen KG: Montag und Donnerstag am Vormittag	Bastelt nicht gerne	
11:45 – 13:00 Uhr	Begleiten in den Speisesaal mit Rollator, Essen servieren ggf. kleinschneiden (Fleisch), Getränk einschenken isst und trinkt selbstständig	Saft oder Wasser	
12:00 Uhr	Medikamentengabe nach ärztlicher Verordnung		
13:00 Uhr	Geht mit Rollator und Hilfe in die Toilette, meldet sich, wenn er auf die Toilette muss, ggf. Wechsel der Einlagewechsel. Danach Begleitung ins Zimmer; und aufs Bett legen zum Mittagschlaf	Sender BR 2	

Uhrzeit ca. Werte	Beschreiben der Maßnahmen	Wichtig	Verfahrens-anweisung
Spätdienst			
14:30 Uhr	Geht mit Rollator und Hilfe in die Toilette, meldet sich, wenn er auf die Toilette muss, ggf. Wechsel der Einlagen		
15:00 Uhr	Möchte im Zimmer seinen Tee und Kuchen einnehmen. Liest dabei seinen Krimi		
16:00 Uhr	Meldet sich, wenn er zur Toilette muss Frau kommt jeden zweiten Tag zum Spaziergang (nach Wetterlage) o. Unterhaltung Möchte am Nachmittag an keiner Beschäftigung teilnehmen		
17:30 Uhr	Begleitung zum Abendessen mit Rollator in den Speisesaal; Essen und Trinken servieren, versucht sein Brot selbst zu streichen (meldet sich, wenn es nicht geht; trinkt gern eine Glas Bier (hat es selbst mitgebracht)	Greifbier von Zuhause mitgebracht	
18:00 Uhr	Medikamentengabe nach ärztlicher Verordnung		
19:30 Uhr	Begleitung ins Zimmer, kleine Grundpflege mit Einlagenwechsel bei Bedarf. Hilfe beim An- und Ausziehen. Teilprothese reinigen und wiedereinsetzen Ins Bett bringen und Fernseher einschalten Fernbedienung und Glocke bereitlegen Ein Glas Tee in Reichweite stellen		
Nachtdienst			
22:00 Uhr	Meldet sich, wenn er auf Toilette begleitet werden möchte		
1:00/ 4:00 Uhr	Kontrollgänge, wenn Bewohner schläft, nicht wecken		

4 Formulierungshilfen

Im Kontext der SIS® stellen Sie in den Themenfeldern die individuelle Situation des Pflegebedürftigen inklusive seines Umfeldes umfassend dar. Alle wichtigen Informationen und Ihre pflegefachliche Einschätzung werden darin abgebildet. Die individuelle Maßnahmenplanung erfolgt auf Basis aller in der SIS® erfassten Informationen.
Ihnen fehlt oft die Zeit, schnell und eindeutig zu formulieren? Die folgenden Formulierungshilfen für die einzelnen Themenfelder und die Maßnahmenplanung geben Ihnen Impulse für Ihre individuellen, an den Pflegebedürftigen angepassten Formulierungen.

Übrigens: In den Formulierungshilfen sind die Module des BI bereits integriert.

4.1 Formulierungshilfen – pflegefachliche Einschätzung der Themenfelder

4.1.1 Themenfeld 1 – Kognition und Kommunikation/ Modul 2 und 3 BI

Pflegefachliche Einschätzung

Erkennen von Personen (z. B. Angehörige, Nachbarn, Pflegekräfte) aus dem näheren Umfeld

- Frau/Herr... erkennt z. B. Ehemann/Ehefrau, Kinder, Nachbarn ... sicher.
- Frau/Herr... erkennt z. B. Ehemann/Ehefrau, Kinder, Nachbarn ... erst nach einiger Zeit, muss dabei überlegen.

- Frau/Herr... hat immer wieder Schwierigkeiten, z. B. ihren Ehemann/seine Ehefrau, Kinder zu erkennen.
- Frau/Herr... erkennt Personen aus dem näheren Umfeld nicht mehr.
- Frau/Herr... verwechselt z. B. seine Ehefrau/ihren Ehemann, hält diese/diesen für eine fremde Person.
- Frau/Herr... verwechselt z. B. den Sohn/die Tochter mit Ehepartner/in.
- Frau/Herr... erkennt selten die Ehefrau/Ehemann.
- Frau/Herr... sieht in dem Ehepartner ein Elternteil.
- Frau/Herr... hält die Pflegekraft z. B. für den Ehemann/Ehefrau/Sohn/Tochter.
- Frau/Herr... grüßt Nachbarn nicht mehr.
- Frau/Herr... erkennt die Angehörigen nicht mehr.

Örtliche Orientierung

- Frau/Herr... weiß, wo Frau/Herr ... sich befindet (Stadt, Stockwerk, Einrichtung).
- Frau/Herr... kennt sich in der Einrichtung aus, findet den Weg zu den regelmäßig genutzten Räumlichkeiten.
- Frau/Herr... findet sich durch die Orientierungshilfen... im Wohnbereich zurecht.
- Frau/Herr... verirrt sich nicht in der eigenen Wohnung/der Einrichtung.
- Frau/Herr... findet sich in der näheren außerhäuslichen Umgebung nicht mehr zurecht.
- Frau/Herr... findet von außerhalb nicht mehr in die Wohnung zurück.
- Frau/Herr... kennt sich im Zimmer aus, findet aber den Weg in den Aufenthaltsraum nicht.
- Frau/Herr... findet im Zimmer die Toilette nicht.
- Frau/Herr... findet nachts die Toilette nicht.
- Frau/Herr... findet am Tag und in der Nacht nicht die Toilette.
- Frau/Herr... fragt oft: »Wo bin ich?«
- Frau/Herr... sucht ihr/sein Zuhause, obwohl Frau/Herr ... sich in der eigenen Wohnung/Zimmer befindet.
- Frau/Herr... erkennt trotz Bild/Piktogramm an der Tür das eigene Zimmer nicht.

Zeitliche Orientierung

- Frau/Herr... zeigt keine nennenswerten Beeinträchtigungen in der zeitlichen Orientierung.
- Frau/Herr... hat Probleme, ohne Orientierungshilfen (Uhr, Dunkelheit) die Tageszeit zu bestimmen.
- Frau/Herr... weiß nicht, wie lange Frau/Herr ... schon in der Einrichtung lebt.
- Frau/Herr... weiß nicht, wie spät es ist.
- Frau/Herr... kann nicht sagen, ob es Tag oder Nacht ist.
- Frau/Herr... kann z. B. nicht sagen, welcher Tag, welcher Monat, welches Jahr ist.
- Frau/Herr... zieht sich in der Nacht an, weil er/sie ...
- Frau/Herr... steht in der Nacht auf und möchte einkaufen gehen.
- Frau/Herr... möchte z. B. sonntags zur Sparkasse gehen.
- Frau/Herr... hat kein Zeitgefühl für den Tagesabschnitt.
- Frau/Herr... ist in der Nacht zeitlich nicht orientiert.
- Frau/Herr... kann Zeiträume nicht mehr einschätzen.
- Frau/Herr... kann die Uhrzeit nicht mehr von der Uhr ablesen.
- Frau/Herr... nutzt zeitlichen Orientierung (z. B. Kalender, Tageszeitung, Uhr).
- Frau/Herr... kann die Tageszeit nicht mehr einschätzen, grüßt am Morgen mit »Guten Abend«.
- Frau/Herr... kann keine Aussagen über den zeitlichen Verlauf/Abfolge von Geschehnissen machen.

Persönliche Orientierung

- Frau/Herr... kann sich nicht an ihren/seinen Namen erinnern.
- Frau/Herr... erkennt sich nicht auf Fotografien.
- Frau/Herr... erkennt ihr/sein Spiegelbild nicht.
- Frau/Herr... kann sich nicht an ihren/seinen Geburtstag erinnern.
- Frau/Herr... weiß nicht. wie alt Frau/Herr ... ist.
- Frau/Herr... kann seinen/ihren Geburtsort nicht nennen.
- Frau/Herr... weiß nicht, dass Frau/Herr ... Kinder hat.

- Frau/Herr... kann sich nicht erinnern, welchen Beruf Frau/Herr ... ausgeübt hat.
- Frau/Herr... kann sich nicht an wichtige Daten aus ihrem/seinen wie Leben wie z. B. der Eheschließung erinnern.

Situative Orientierung

- Frau/Herr... kann Situationen, in der Frau/Herr ... sich befindet, nicht einordnen.
- Frau/Herr... zieht bei Harndrang die Kleidung herunter, egal wo Frau/Herr ... sich befindet.
- Frau/Herr... schätzt Situationen falsch ein.
- Frau/Herr... ist unsicher in Situationen, fragt oft nach: »Warum bin ich hier?«
- Frau/Herr... weiß nicht, was um sie/ihn herum geschieht.
- Frau/Herr... weiß nicht, warum Frau/Herr ... sich z. B. in der Einrichtung/Tagespflege aufhält.
- Frau/Herr... erkennt die Personen nicht mehr in ihren Rollen, die sie einnehmen.
- Frau/Herr... kann sich nicht angemessen verhalten, z. B. ...
- Frau/Herr... hat ihre/seine Tischmanieren vergessen.
- Frau/Herr... isst mit den Händen.
- Frau/Herr... kann mit Besteck nicht mehr umgehen.
- Frau/Herr... sitzt vor dem Essen und weiß nicht, was zu tun ist.
- Frau/Herr... reagiert aufgebracht, wenn der Verband am Unterschenkel gewechselt werden muss, kann diese Situation nicht einschätzen.
- Frau/Herr... reagiert aufgebracht, wenn Frau/Herr ... gebadet werden soll, kann diese Situation nicht einschätzen.
- Frau/Herr... lässt fremde Personen ins Haus.
- Frau/Herr... kann Alltagssituationen nicht mehr einschätzen.
- Frau/Herr... kann Alltagsgegenstände, z. B. Kamm, Zahnbürste, nicht mehr einordnen.
- Frau/Herr... kann Funktionen und Rollen von Menschen nicht mehr zuordnen.
- Frau/Herr... kann Gebrauchsgegenstände wie z. B. ... nicht bestimmen oder unterscheiden, diese nutzen.

Erinnern an wesentliche Ereignisse oder Beobachtungen

- Frau/Herr... kann sich erinnern was Frau/Herr ... zum z. B. Frühstück/ Mittagessen/Abendessen gegessen hat.
- Frau/Herr... kann sich erinnern, was Frau/Herr ... am Vormittag gemacht hat.
- Frau/Herr... kann sich nicht an kurz zurückliegende Ereignisse erinnern.
- Frau/Herr... muss länger überlegen, um sich an kurz zurückliegende Ereignisse zu erinnern.
- Frau/Herr... hat Probleme, sich an kurz vergangene Begebenheiten zu erinnern, kann aber Ereignisse aus dem eigenen Leben erinnern.
- Frau/Herr... vergisst kurz vergangene Begebenheiten, kann nicht alle wichtigen Ereignisse aus der Lebensgeschichte abrufen.
- Frau/Herr... erinnert sich nicht mehr an Begebenheiten, Dinge, Personen aus der eigenen Lebensgeschichte.
- Frau/Herr... erinnert sich sehr selten an Begebenheiten, Dinge, Personen aus der eigenen Lebensgeschichte.

Steuern von mehrschrittigen Alltagshandlungen

- Frau/Herr... kann sich selbstständig ankleiden, hält dabei die Reihenfolge ein.
- Frau/Herr... hält beim Ankleiden die Reihenfolge nicht ein, z. B. Frau/ Herr ... ...
- Frau/Herr... bricht mehrschrittige Alltagshandlungen ab.
- Frau/Herr... kann selbstständig Kaffee kochen.
- Frau/Herr... deckt den Frühstückstisch vollständig ein.
- Frau/Herr... fängt an, sich anzukleiden, weiß dann nicht, wie es weitergeht, muss an die nächsten Handlungsschritte erinnert werden.
- Frau/Herr... vergisst beim Kaffeekochen, das Wasser in die Kaffeemaschine einzufüllen.
- Frau/Herr kann sich keine kleinen Gerichte mehr zubereiten.
- Frau/Herr... kann sich das Essen in der Mikrowelle nicht aufwärmen.
- Frau/Herr... vergisst das gewärmte Mittagessen aus der Mikrowelle zu nehmen und zu essen.
- Frau/Herr... vergisst die Wurst/Butter ... nach dem Frühstück wieder in den Kühlschrank zustellen.

- Frau/Herr... schaltet die Kaffeemaschine ein, ohne sie mit Wasser und Kaffee zu befüllen.
- Frau/Herr... verwechselt beim Anziehen die richtige Reihenfolge einzuhalten.
- Frau/Herr... vergisst beim Anziehen, die Unterwäsche anzuziehen.
- Frau/Herr... beginnt sich anzuziehen, hört aber gleich wieder damit auf.
- Frau/Herr... sitzt vor bereitgelegter Kleidung, beginnt von selbst nicht, sich anzuziehen.

Treffen von Alltagsentscheidungen

- Frau/Herr... wählt selbstständig die dem Wetter angepasste Kleidung aus.
- Frau/Herr... zieht im Winter sommerliche Kleidung an.
- Frau/Herr... zieht im Sommer winterliche Kleidung an.
- Frau/Herr... kann entscheiden, was einzukaufen ist, schreibt selbstständig einen Einkaufszettel.
- Frau/Herr... ruft selbstständig den Einkaufsdienst an, gibt Lebensmittelliste telefonisch durch.
- Frau/Herr... kauft immer dieselben Lebensmittel ein, obwohl diese schon vorhanden sind.
- Frau/Herr... kann nicht entscheiden, was einzukaufen ist.
- Frau/Herr... lässt fremde Personen in die Wohnung.

Verstehen von Sachverhalten und Informationen

- Frau/Herr... versteht ohne Probleme Sachverhalte und Informationen.
- Frau/Herr... kann einfache Sachverhalte und Informationen nachvollziehen.
- Frau/Herr... kann einfache Sachverhalte und Informationen nachvollziehen, wenn diese wiederholt erklärt werden.
- Frau/Herr... liest Texte mehrmals, um sie zu verstehen.
- Frau/Herr... kann Situationen, in denen Frau/Herr ... sich befindet und Informationen, nicht mehr zuordnen.
- Frau/Herr... kann auch einfache Sachverhalte und Informationen nicht mehr nachvollziehen.
- Frau/Herr...kann je nach Tagesform einfache Sachverhalte und Informationen nachvollziehen.

Erkennen von Risiken und Gefahren

- Frau/Herr... erkennt ohne Probleme Risiken und Gefahrenquellen in der eigenen Häuslichkeit.
- Frau/Herr... kann im Straßenverkehr Situationen nicht mehr einschätzen, geht z. B. bei Rot über die Straße /....
- Frau/Herr... erkennt nicht die Gefahr, wenn ein leerer Topf auf dem eingeschalteten Herd steht.
- Frau/Herr... trinkt aus jedem Gegenstand, der auf dem Tisch steht.
- Frau/Herr... erkennt nicht, wenn der Wasserhahn auf heiß aufgedreht ist.
- Frau/Herr... erkennt Hindernisse auf dem Fußboden nicht.
- Frau/Herr... drückt Zigaretten nicht richtig aus.
- Frau/Herr... versucht Dinge zu essen, auch wenn sie nicht essbar sind.

Mitteilen von elementaren Bedürfnissen

- Frau/Herr... kann Bedürfnisse z. B. Hunger/Durst, Schmerzen verbal äußern.
- Frau/Herr... kann Bedürfnisse z. B. Hunger/Durst, Schmerzen nicht verbal äußern.
- Frau/Herr... kann Bedürfnisse schriftlich äußern.
- Frau/Herr... kann Bedürfnisse nur nonverbal äußern.
- Frau/Herr... äußert erst auf Nachfragen, ob Frau/Herr ... Durst/Hunger hat.
- Frau/Herr... nickt auf Nachfragen, ob Frau/Herr ... Durst/Hunger hat.
- Frau/Herr... nickt auf Nachfragen, ob Frau/Herr ... Schmerzen hat.
- Frau/Herr... dreht den Kopf zur Seite, wenn Frau/Herr ... z. B. nicht mehr essen/trinken möchte.
- Frau/Herr... äußert von sich aus keine Bedürfnisse.
- Frau/Herr... äußert von sich aus keine Bedürfnisse, muss dazu angeleitet werden, kann aber Zustimmung und Ablehnung durch ... deutlich machen.
- Frau/Herr... zeigt bei pflegerischen Verrichtungen nonverbale Reaktionen (z. B. Mimik, Laute, Gestik), wenn Frau/Herr ... Schmerzen hat.

Verstehen von Aufforderungen

- Frau/Herr... versteht Aufforderungen ohne Probleme und führt diese aus.
- Frau/Herr... ist schwerhörig, hat trotz Hörgeräte Mühe, andere zu verstehen.
- Frau/Herr... ist gehörlos, verständigt sich mittels Gebärdensprache, versteht Aufforderungen.
- Frau/Herr... versteht einfache Bitten und Aufforderungen des alltäglichen Lebens.
- Frau/Herr... benötigt Erklärungen, um Aufforderungen in alltäglichen Situationen zu verstehen.
- Das Verständnis von Aufforderungen ist von der Tagesform abhängig.
- Frau/Herr... benötigt Wiederholungen, Erläuterungen zu Aufforderungen, um diese zu verstehen.
- Frau/Herr... benötigt Wiederholungen, Unterstützung durch nonverbale Gesten zu Aufforderungen, um diese zu verstehen.
- Frau/Herr... versteht Aufforderungen auch nach Anleitung nicht.
- Frau/Herr... zeigt Zustimmung oder Ablehnung gegenüber nonverbalen Aufforderungen wie z. B. Berührungen, Begleitung zum Essen.
- Frau/Herr... reagiert nicht auf wiederholte verbale Aufforderungen.

Beteiligen an einem Gespräch

- Frau/Herr ... beteiligt sich an Gesprächen, zeigt Eigeninitiative, ihre/seine Äußerungen passen zum Thema.
- Frau/Herr ... beteiligt sich an Einzelgesprächen, verliert in Gruppen aber leicht den Faden.
- Frau/Herr ... kann Gesprächen in der Gruppe nicht folgen, ist damit überfordert.
- Frau/Herr ... kann ein sinnhaftes Gespräch nicht mehr führen.
- Frau/Herr ... beteiligt sich an Gesprächen, sucht aber regelmäßig nach Worten.
- Frau/Herr ... beteiligt sich an Einzelgesprächen nicht von selbst, muss direkt angesprochen werden.
- Frau/Herr ... beteiligt sich an Einzelgesprächen nicht von selbst, antwortet nur mit Ja oder Nein.
- Frau/Herr ... beteiligt sich von sich aus nicht an Einzelgesprächen, antwortet nur mit Ja oder Nein, weicht vom Thema ab.

- Frau/Herr ... beteiligt sich von sich aus nicht an Einzelgesprächen, führt Selbstgespräche.
- Frau/Herr ... beteiligt sich selten an Einzelgesprächen, antwortet meist nur mit Ja oder Nein, ist leicht ablenkbar.
- Frau/Herr ... kann einem Zweiergespräch nicht mehr folgen.
- Frau/Herr ... antwortet nur mit Ja oder Nein, weicht vom Thema ab.

Verhaltensweisen und psychische Problemlagen

Motorisch geprägte Verhaltensauffälligkeiten

- Frau/Herr... läuft ziellos im Wohnbereich/der Wohnung umher.
- Frau/Herr... geht in der Nacht in andere Bewohnerzimmer.
- Frau/Herr... versucht, die Wohnung/Einrichtung zu verlassen.
- Frau/Herr... öffnet die Wohnungstür, geht ziellos ins Treppenhaus.
- Frau/Herr... öffnet jede erreichbare Tür.
- Frau/Herr... wirkt rastlos, steht z. B. beim Essen oft vom Tisch auf.
- Frau/Herr... rüttelt an der Tür, versucht diese zu öffnen.
- Frau/Herr... wirkt rastlos, rutscht fortwährend auf dem Sitzplatz hin und her.
- Frau/Herr... rutscht auf dem Stuhl hin und her.
- Frau/Herr... geht vor allem am Nachmittag im Wohnbereich ziellos auf und ab.

Nächtliche Unruhe

- Frau/Herr... ist am Tag schläfrig, ist nachts wach, räumt dann Dinge hin und her.
- Frau/Herr... ist nachts aktiv, muss immer wieder beruhigt und ins Bett gebracht werden.
- Frau/Herr... ist nachts unruhig, glaubt aufstehen und zur Arbeit gehen zu müssen.
- Frau/Herr... wandert in der Nacht in der Wohnung umher.
- Frau/Herr... wandert in der Nacht in der Wohnung/Einrichtung umher und ruft Hallo.
- Frau/Herr... ist nachts wach, sucht Dinge, muss beruhigt werden.
- Frau/Herr... ist nachts unruhig, weckt die Ehefrau/Ehemann auf, möchte aufstehen und frühstücken.

Selbstschädigendes und autoaggressives Verhalten

- Frau/Herr... versucht, auch ungenießbare Substanzen zu essen.
- Frau/Herr... versucht, auch ungenießbare Substanzen zu trinken.
- Frau/Herr... schlägt sich selbst.
- Frau/Herr... verletzt sich mit den Fingernägeln.
- Frau/Herr... beißt sich in den Arm.
- Frau/Herr... verletzt sich selbst mit Gegenständen.

Beschädigen von Gegenständen

- Frau/Herr... stößt Gegenstände vom Tisch herunter.
- Frau/Herr... zerstört Gegenstände, die auf dem Tisch stehen.
- Frau/Herr... reißt Bilder von der Wand.
- Frau/Herr... wirft Gegenstände zu Boden, tritt dagegen.
- Frau/Herr... tritt gegen Möbelstücke.
- Frau/Herr... wirft Möbel um.
- Frau/Herr... beschädigt Gegenstände.

Physisch aggressives Verhalten gegenüber anderen Personen

- Frau/Herr... schlägt mit dem Gehstock nach anderen Bewohner/-innen.
- Frau/Herr... schlägt mit Gegenständen nach anderen Bewohner/-innen.
- Frau/Herr... drängt andere Bewohner/-innen weg.
- Frau/Herr... zieht bei pflegerischen Verrichtungen das Pflegepersonal an den Haaren.
- Frau/Herr... zwickt bei pflegerischen Verrichtungen das Pflegepersonal.
- Frau/Herr... versucht andere Bewohner/-innen an die Wand zu drängen.
- Frau/Herr... stößt andere Bewohner/-innen zu Boden.
- Frau/Herr... schlägt andere Bewohner/-innen mit der Faust.
- Frau/Herr... verletzt andere Bewohner/-innen mit den Fingernägeln/Zähnen.

Verbale Aggression
- Frau/Herr... beschimpft andere Bewohner/-innen ohne ersichtlichen Grund.
- Frau/Herr... bedroht verbal andere Bewohner/-innen.
- Frau/Herr... bedroht verbal das Pflegepersonal.
- Frau/Herr... beschimpft seinen/ihren Ehepartner.
- Frau/Herr... beschimpft das Pflegepersonal im Rahmen von pflegerischen Verrichtungen.
- Frau/Herr... verdächtigt den/die Ehepartner/in, ein Verhältnis zu haben, ihn/sie zu betrügen.

Andere pflegerelevante vokale Auffälligkeiten
- Frau/Herr... ruft laut ohne ersichtlichen Grund.
- Frau/Herr... schreit ohne ersichtlichen Grund.
- Frau/Herr... flucht.
- Frau/Herr... wiederholt ständig dieselben Sätze.
- Frau/Herr... wiederholt die gleichen Fragen.
- Frau/Herr... äußert seltsame Laute.

Abwehr pflegerischer oder anderer unterstützender Maßnahmen (gemeint ist keine willentliche [selbstbestimmte] Ablehnung bestimmter Maßnahmen)
- Frau/Herr... zeigt bei pflegerischen Verrichtungen ablehnendes Verhalten.
- Frau/Herr... lässt beim Toilettengang die Inkontinenzversorgung nicht zu.
- Frau/Herr... lehnt die Intimpflege durch die Pflegekraft ab.
- Frau/Herr... reagiert mit Ablehnung, wenn Frau/Herr ... gebadet werden soll.
- Frau/Herr... wendet beim Essen den Kopf zur Seite.
- Frau/Herr... dreht bei der Medikamentengabe den Kopf zur Seite.
- Frau/Herr... macht beim Essen den Mund nicht auf.
- Frau/Herr... nestelt/zieht an der Ernährungssonde/dem Katheter.
- Frau/Herr... hält sich bei Lagerungsmaßnahmen z. B. am Bettgitter fest.
- Frau/Herr... hält beim Essen die Hände vor den Mund.
- Frau/Herr... schiebt beim Essen den Löffel weg.
- Frau/Herr... schlägt beim Essen nach dem Pflegepersonal.
- Frau/Herr... wirft mit dem Essen.

Wahnvorstellungen

- Frau/Herr... glaubt, dass das Pflegepersonal sie/ihn bestiehlt.
- Frau/Herr... ist davon überzeugt, dass das Essen vergiftet ist.
- Frau/Herr... sieht fremde Personen im Zimmer, die nicht da sind.
- Frau/Herr... hört Stimmen.
- Frau/Herr... glaubt, dass der Nachrichtensprecher geheime Botschaften übermittelt.
- Frau/Herr... glaubt, vom Nachbarn verfolgt zu werden.
- Frau/Herr... glaubt bestohlen zu werden.
- Frau/Herr... glaubt verfolgt zu werden.
- Frau/Herr... hat die Vorstellung bedroht zu werden.
- Frau/Herr... ist davon überzeugt, zu verarmen.

Ängste

- Frau/Herr... erlebt Angstattacken.
- Frau/Herr... hat Angst, den Partner/die Partnerin zu verlieren.
- Frau/Herr... hat Angst, allein zu sein.
- Frau/Herr... folgt der Pflegeperson auf Schritt und Tritt.
- Frau/Herr... hat Angst vor großen Menschenansammlungen.

Antriebslosigkeit bei depressiver Stimmungslage

- Frau/Herr... muss am Morgen zum Aufstehen motiviert werden.
- Frau/Herr... möchte am liebsten den ganzen Tag im Bett liegenbleiben.
- Frau/Herr... zieht sich zurück, zeigt kein Interesse an Aktivitäten.
- Frau/Herr... verlässt von sich aus ihr/sein Zimmer nicht.
- Frau/Herr... verlässt ihr/sein Zimmer nicht.
- Frau/Herr... sitzt den ganzen Tag im Sessel.
- Frau/Herr zeigt keine Eigeninitiative zur Teilnahme an Aktivitäten des Hauses.
- Frau/Herr... vernachlässigt die Körperpflege.
- Frau/Herr... ist antriebslos, steht von sich aus nicht aus dem Bett auf.
- Frau/Herr... zeigt kein Interesse für ihre/seine Umgebung.
- Frau/Herr... wirkt traurig und apathisch.

Sozial inadäquate Verhaltensweisen

- Frau/Herr... zeigt unangemessene körperliche sexuelle Annährungsversuche gegenüber ...
- Frau/Herr... äußert verbal unangemessene sexuelle Annährungsversuche gegenüber ...
- Frau/Herr... entkleidet sich unerwartet vor anderen.
- Frau/Herr... zeigt distanzloses Verhalten wie ...
- Frau/Herr... zieht vor anderen die Hosen herunter.
- Frau/Herr... uriniert auf dem Gang.
- Frau/Herr... greift unangemessen nach Pflegepersonen.
- Frau/Herr... verhält sich gegenüber Dritten anzüglich.
- Frau/Herr... berührt fremde Personen.
- Frau/Herr... küsst fremde Personen.
- Frau/Herr... umarmt fremde Personen.

Sonstige pflegerelevante inadäquate Handlungen

- Frau/Herr... nestelt anhaltend an ihrer/seiner Kleidung.
- Frau/Herr... wiederholt anhaltend die gleichen Bewegungen.
- Frau/Herr... versteckt Lebensmittel im Schrank.
- Frau/Herr... hortet Lebensmittel im Nachtschrank.
- Frau/Herr... schmiert mit Kot.
- Frau/Herr... legt die Schmutzwäsche in den Schrank.
- Frau/Herr... uriniert in die Wohnung.

4.1.2 Themenfeld 2 – Mobilität und Beweglichkeit/Modul 1 BI

Pflegefachliche Einschätzung

Positionswechsel im Bett

- Frau/Herr... kann sich selbstständig im Bett umdrehen.
- Frau/Herr... dreht sich eigenständig von einer auf die andere Seite.
- Frau/Herr... kann die Position mit Hilfe eines elektrisch verstellbaren Bettes selbstständig verändern.
- Frau/Herr... kann sich im Liegen nicht selbstständig umdrehen oder die Position wechseln.
- Frau/Herr... kann sich mit Hilfsmitteln eigenständig im Bett umdrehen.

- Frau/Herr... kann sich selbstständig von der Seitenlage in die Rückenlage bringen.
- Frau/Herr... kann sich mit personeller Unterstützung auf die rechte/linke Seite oder in die Rückenlage drehen.
- Frau/Herr... kann Mikrobewegungen im Bett durchführen.
- Frau/Herr... kann nach Anreichen eines Hilfsmittels oder der Hand die Position im Bett verändern.
- Frau/Herr ... kann sich im Bett liegend selbstständig aufrichten.
- Frau/Herr... kann sich im Bett liegend mit Hilfsmittel selbstständig aufrichten.
- Frau/Herr kann sich zum Positionswechsel im Bett nach Aufforderung auf den Rücken rollen.
- Frau /Herr... kann sich zum Positionswechsel im Bett nach Aufforderung nicht auf den Rücken rollen.
- Frau/Herr... kann sich zum Positionswechsel im Bett nach Aufforderung am Bettgestell festhalten.
- Frau/Herr... kann beim Positionswechsel nicht mithelfen.
- Frau/Herr... kann sich beim Positionswechsel im Bett nur minimal beteiligen.

Pflegehinweise und Maßnahmen/Positionswechsel im Bett
- Bei Bedarf Unterstützung beim Umdrehen oder Umlagern bieten.
- Falls Frau/Herr... sich mit Hilfsmitteln umdrehen kann, sicherstellen, dass diese jederzeit griffbereit sind.
- Falls Angst- oder Abwehrreaktionen auftreten, beruhigend einwirken und Bewegung sanft anleiten.
- Bei Schmerzen während des Positionswechsels Lagerung optimieren und ggf. Schmerzmedikation prüfen.

Halten einer stabilen Sitzposition
- Frau/Herr... kann mit Hilfsmitteln (z. B. Festhalten an der Lehne) stabil sitzen.
- Frau/Herr... kann nur mit personeller Unterstützung stabil sitzen, die Rumpfkontrolle ist vorhanden.

- Frau/Herr... kann trotz Hilfsmitteln und Unterstützung nicht frei sitzen.
- Frau/Herr... kann in unterschiedlichen Sitzpositionen (z. B. am Bettrand, im Sessel) stabil sitzen und korrigieren.
- Frau/Herr... kann ohne Hilfe frei sitzen.
- Frau/Herr... kann den Oberkörper selbstständig aufrichten.
- Frau/Herr... kann aufrecht an der Bettkante oder auf einem Stuhl sitzen.
- Frau/Herr... kann die Sitzposition während einer Mahlzeit oder der Körperpflege stabil halten.
- Frau/Herr... kann sich nur kurz eigenständig in der Sitzposition halten und benötigt regelmäßige Unterstützung zur Korrektur.
- Frau/Herr... kann die Sitzposition mit Rücken- und Seitenpolsterung stabil halten.
- Frau/Herr... kann die Sitzposition mit Rücken- und Stuhllehne selbst stabil halten.
- Frau/Herr... kann mit Rücken- und Stuhllehne sowie Abpolsterung mit Kissen (rechts/links) stabil sitzen.

Pflegehinweise und Maßnahmen/Halten einer stabilen Sitzposition

- Sicherstellen, dass Frau/Herr... in einer stabilen Sitzposition verbleiben kann.
- Falls nötig, Stützpolster oder Lagerungshilfen bereitstellen.
- Falls Unsicherheit besteht, regelmäßige Kontrolle und Sitzkorrektur durchführen.
- Falls Frau/Herr... nicht sitzen kann, alternative Lagerungsmöglichkeiten anbieten.
- Frau/Herr... hat eine eingeschränkte Rumpfkontrolle, kann auch mit Rücken und Seitenstütze keine aufrechte Position halten, muss beim Waschen gestützt werden.
- Frau/Herr... hat eine eingeschränkte Rumpfkontrolle, kann auch mit Rücken und Seitenstütze keine aufrechte Position halten; muss beim Essen gestützt werden, würde umfallen; ist sturzgefährdet.

Umsetzen und Stehen

- Frau/Herr... kann den Transfer vom Bett in den Rollstuhl oder auf den Toilettenstuhl eigenständig durchführen.
- Frau/Herr... kann sich selbstständig vom Rollstuhl in den Fernsehsessel setzen.
- Frau/Herr... kann sich am Tisch oder an Möbelstücken abstützen, um selbstständig aufzustehen.
- Frau/Herr... nutzt die Aufrichtehilfe für den Transfer eigenständig und sicher.
- Frau/Herr... nutzt die Aufrichtehilfe zum Transfer vom Bett zum Toilettenstuhl selbstständig.
- Frau/Herr... nutzt zum Transfer vom Rollstuhl zur Toilette die Haltegriffe selbstständig.
- Frau/Herr... benötigt beim Umsetzen vom Bett in den Rollstuhl die Unterstützung einer Pflegekraft.
- Frau/Herr... ist beim Umsetzen unsicher oder sturzgefährdet und benötigt daher Unterstützung.
- Frau/Herr... kann mit personeller Hilfe kurz stehen.
- Frau/Herr... kann beim Umsetzen nicht mithelfen und muss gehoben oder getragen werden.
- Frau /Herr... akzeptiert den Einsatz des Patientenlifters zum Umsetzen auf den Rollstuhl.
- Frau/Herr... akzeptiert den Transfer mit dem Patientenlifter.
- Frau/Herr... kann sicher freistehen.
- Frau Herr... kann mit Abstützen am Stuhl/den Möbeln sicher stehen.
- Frau/Herr... kann mit personeller Unterstützung einer Pflegeperson kurz für den Transfer/zum Umsetzen stehen.
- Frau/Herr... hat Schwindelgefühle beim Aufstehen.
- Frau/Herr... kann beim Stehen das Gleichgewicht selbstständig/mit personeller Hilfe/mit Hilfsmitteleinsatz halten.
- Frau/Herr... kann nach anbringen der Ober-/Unterschenkelprothese re./li. mit Anhalten kurz stehen.
- Frau/Herr... hat Kontrakturen in den Kniegelenken....
- Frau/Herr... hat einen Spitzfuß ....
- Frau/Herr... hat eine Hemiparese re./li....

Pflegehinweise und Maßnahmen/Umsetzen und Stehen

- Falls erforderlich, unterstützende Transfers mit Patientenlifter durchführen.
- Sicherstellen, dass Frau/Herr… eine sichere Aufstehstrategie nutzt.
- Falls Unsicherheiten bestehen, Transfers mit zwei Pflegekräften durchführen.
- Bei Schwindel oder starker Unsicherheit Transfers ggf. im Sitzen planen.

Fortbewegung innerhalb des Wohnbereichs/der Wohnung

- Frau/Herr… bewegt sich selbstständig innerhalb oder außerhalb der Einrichtung.
- Frau/Herr… nutzt zur Fortbewegung Hilfsmittel (Gehstock, Rollator, Rollstuhl) sicher.
- Frau/Herr… benötigt zur Bewegung innerhalb oder außerhalb der Einrichtung personelle Unterstützung.
- Der Bewegungsradius ist auf den Wohnbereich oder die nähere Umgebung begrenzt.
- Frau/Herr… kann den E-Rollstuhl sicher bedienen.
- Frau/Herr… kann ihren/seinen E-Rollstuhl sicher bedienen, ist damit z. B. auf dem Wohnbereich/innerhalb der Einrichtung/außerhalb der Einrichtung mobil.
- Frau/Herr… vergisst gelegentlich, den Rollator oder Gehstock zu nutzen.
- Frau/Herr… akzeptiert den Rollator/Gehstock nicht.
- Frau/Herr… denkt daran zum Gehen ihren/seinen Rollator/Gehstock zu nutzen.
- Frau/Herr… kann sich in der Wohnung ohne Hilfsmittel sicher fortbewegen.
- Frau/Herr… kann sich innerhalb des Wohnbereichs ohne Hilfsmittel sicher fortbewegen.
- Frau/Herr… bewegt sich mit dem Rollator in der Wohnung sicher fort.
- Frau/Herr… bewegt sich mit dem Rollator innerhalb des Wohnbereichs sicher fort.
- Frau/Herr… bewegt sich mit dem Rollstuhl in der Wohnung/innerhalb des Wohnbereichs sicher fort.
- Frau/Herr… bewegt sich mit dem Gehstock in der Wohnung/innerhalb des Wohnbereichs sicher fort.

- Frau/Herr... bewegt sich mit dem Rollstuhl in der Wohnung/innerhalb des Wohnbereichs sicher fort.
- Frau/Herr... hält sich beim Gehen in der Wohnung/im Zimmer an Möbelstücken fest.
- Frau/Herr... bewegt sich mit dem vorher bereitgestellten Rollator/Gehstock in der Wohnung/dem Wohnbereich selbst fort.
- Frau/Herr... ist beim Gehen mit Gehstock/Rollator unsicher, muss gelegentlich gestützt werden.
- Frau/Herr... ist beim Gehen mit Gehstock/Rollator unsicher, ist schon gestürzt, muss aus Sicherheitsgründen begleitet werden.
- Frau/Herr... ist beim Gehen mit Gehstock/Rollator unsicher, aus Sicherheitsgründen ist Begleitung beim Gehen nötig.
- Frau/Herr... kann nur 4–5 Schritte mit Abstützen an Möbelstücken gehen.
- Frau/Herr... kann nur mit Unterhaken bis zur ... gehen.
- Frau/Herr... kann sich mit dem Rollstuhl in ihrem/seinem Zimmer fortbewegen.
- Frau/Herr... kann den Rollstuhl nach dem Bereitstellen selbst fortbewegen.
- Frau/Herr... kann den Rollstuhl mit Hilfe der Füße selbstständig bewegen.
- Frau/Herr... kann sich mit dem Rollstuhl auf geraden Strecken selbst fortbewegen, beim Überwinden von Kurven besteht Unterstützungsbedarf.
- Die Fortbewegung im Rollstuhl muss vollständig übernommen werden.
- Frau/Herr... zeigt ein unsicheres/kleinschrittiges/schlurfendes/ataktisches Gangbild.
- Frau/Herr... neigt beim Gehen den Oberkörper stark nach vorne.
- Frau/Herr... zeigt beim Gehen eine On/Off-Symptomatik/ein Freezing beim Gehen.
- Frau/Herr... zieht beim Gehen das rechte/linke Bein nach.
- Frau/Herr... hat Schmerzen beim Gehen.
- Frau/Herr... hat Angst vor Stürzen.

Pflegehinweise und Maßnahmen/Fortbewegung innerhalb des Wohnbereichs

- Falls erforderlich, Frau/Herr... zur Nutzung von Hilfsmitteln motivieren.
- Falls Mobilität eingeschränkt ist, alternative Mobilisation ermöglichen (z. B. mit Rollstuhl).
- Falls Frau/Herr... unsicher geht, regelmäßige Begleitung sicherstellen.
- Bei erhöhtem Sturzrisiko zusätzliche Absicherung durch Pflegepersonal.

Treppensteigen

- Frau/Herr... kann selbstständig Treppen steigen und hält sich am Geländer fest.
- Frau/Herr... kann mit personeller Unterstützung im Beistellschritt Treppen steigen.
- Frau/Herr... nutzt einen Treppenlifter selbstständig oder mit Unterstützung.
- Frau/Herr... hat Angst vor dem Treppensteigen.
- Frau/Herr... ist sturzgefährdet und benötigt Begleitung.
- Frau/Herr... ist bereits mehrmals auf der Treppe gestürzt.
- Frau/Herr... kann auch mit Unterstützung keine Treppen steigen.
- Frau/Herr... kann selbstständig Treppen steigen, hält sich dabei am Geländer/Handlauf fest, legt im Zwischenstockwerk Pausen ein.
- Frau/Herr... muss beim Treppensteigen gestützt werden, kann nur ein Stockwerk hochgehen.
- Frau/Herr... kann auch mit Unterstützung keine Treppen steigen.

Pflegehinweise und Maßnahmen/Treppensteigen

- Falls Frau/Herr... Treppensteigen unsicher ist, nur unter Aufsicht durchführen.
- Falls Treppensteigen nicht möglich ist, alternative Mobilitätsstrategien nutzen.
- Falls Angst besteht, schrittweise Gewöhnung an das Treppensteigen fördern.

Besondere Bedarfskonstellationen: Gebrauchsunfähigkeit beider Arme und Beine

- Frau/Herr... hat einen vollständigen Verlust der Greif-, Steh- und Gehfunktionen.
- Aufgrund neurologischer Erkrankungen oder Wachkoma bestehen keine Bewegungsfähigkeiten.
- Aufgrund von Kontrakturen oder Tremor ist die Greiffunktion stark eingeschränkt.
- Frau/Herr... hat minimale Restbeweglichkeit und kann mit dem Ellenbogen einen Joystick bedienen.

Pflegehinweise und Maßnahmen/Besondere Bedarfskonstellation

- Lagerung regelmäßig kontrollieren und druckentlastende Maßnahmen durchführen.
- Falls motorische Restfunktionen bestehen, gezielte Aktivierung unterstützen.
- Falls möglich, adaptive Hilfsmittel für Steuerung oder Mobilität bereitstellen.

4.1.3 Themenfeld 3 Krankheitsbezogene Anforderungen & Belastungen/Modul 5 BI

Pflegefachliche Einschätzung

Medikation: Orale Medikation, Augen- oder Ohrentropfen, Dosieraerosole oder Pulverinhalatoren, Zäpfchen und Medikamentenpflaster

- Frau/Herr... vergisst aufgrund der Demenz, die Tabletten zu richten/einzunehmen.
- Frau/Herr... vergisst, die Medikamente einzunehmen.
- Frau/Herr... verwechselt die Medikamente.
- Frau/Herr... fehlt die Einsicht zur Einnahme der Medikamente.
- Frau/Herr... nimmt die gestellten Medikamente selbstständig ein.
- Frau/Herr... kümmert sich selbstständig um die Medikamente.
- Frau/Herr... bekommt die Medikamente über die PEG-Sonde verabreicht.

- Frau/Herr... kann aufgrund der gestörten Feinmotorik der Hände die Tabletten nicht in den Wochendispenser richten.
- Frau/Herr kann aufgrund der schwer eingeschränkten Sehfähigkeit die Tabletten nicht in den Wochendispenser richten.
- Frau/Herr... benötigt Hilfe bei der Gabe von Augentropfen.
- Frau/Herr... benötigt wegen Tremor der Hände Hilfe bei der Gabe von Augentropfen.
- Frau/Herr... kann das Schmerzpflaster jeden dritten Tag nicht selbstständig anbringen.
- Frau/Herr... nimmt regelmäßig keine Medikamente ein, benötigt nur ein Bedarfsmedikament gegen Schmerzen bei Migräneanfällen.

Injektionen: Subkutane und intramuskuläre Injektionen und subkutane Infusionen

- Frau/Herr... kann den PEN nicht bedienen (sieht die Einheiten am PEN nicht).
- Frau/Herr... kann z. B. Insulininjektionen oder auch die Versorgung mit Medikamentenpumpen über einen subkutanen Zugang nicht bedienen.
- Frau/Herr... benötigt aufgrund von Arthrose der Fingergelenke Hilfe bei den Insulinspritzen.
- Frau/Herr... kann sich selbstständig das Insulin verabreichen.
- Frau/Herr... benötigt mehrmals die Woche s. c.-Infusionen (trinkt zu wenig).
- Frau/Herr... hat eine Schmerzpumpe, benötigt Hilfe bei deren Versorgung.

Versorgung intravenöser Zugänge: Versorgung und Verbände venöser Zugänge (zum Beispiel Shaldon, Broviac und andere) sowie die Port-Versorgung

- Frau/Herr... kann die Portpflege nicht selbstständig durchführen.
- Frau/Herr... kann die Portpflege/Punktion nicht selbstständig durchführen, hierzu kommt ein Mitarbeiter des Homecare-Service ...
- Frau/Herr... kann den Verbandswechsel des Ports nicht selbstständig durchführen.

Absaugen und Sauerstoffgabe über Brille oder Maske

- Frau/Herr... muss 3-5x täglich abgesaugt werden.
- Frau/Herr... benötigt Hilfe beim An- und Ablegen der Sauerstoffmaske/-brille.
- Frau/Herr... benötigt in der Nacht Sauerstoffgabe über das Sauerstoffgerät.
- Frau/Herr... benötigt am Tag wie in der Nacht Sauerstoffgabe mittels Sauerstoffkonzentrator (tagsüber Nasenmaske und nachts Sauerstoffbrille).
- Frau/Herr benötigt Hilfe zur Bereitstellung des Inhalationsgerätes.
- Frau/Herr muss 2x täglich mit dem Pariboy inhalieren, benötigt hierbei Hilfe (Bereitstellung inklusive Reinigung, sowie Handhabung).
- Frau/Herr... hat Angst zu ersticken.
- Frau/Her... hat Angst, dass das Sauerstoffgerät ausfallen könnte.

Einreibungen sowie Kälte- und Wärmeanwendungen: Anwendungen von ärztlich angeordneten Salben, Cremes, Emulsionen etc., außerdem Kälte- und Wärmeanwendungen

- Frau/Herr... hat chronische Schmerzen in den Beinen, möchte täglich eine Einreibung mit Schmerzsalbe.
- Frau/Herr... hat rheumatische Beschwerden in den Kniegelenken, Linderung verschafft ein erwärmtes Dinkelkissen.
- Frau/Herr... hat Rückenschmerzen, Frau/Herr ... wünscht früh/abends zur Linderung ein erwärmtes Kirschkernkissen.
- Frau/Herr... hat ein Ekzem am rechten Oberarm, Behandlung nach ärztliche Anordnung mit Mischsalbe.
- Frau/Herr... hat eine/leidet immer wieder unter einer Pilzinfektion ..., Behandlung nach ärztliche Anordnung.

Messung und Deutung von Körperzuständen (ärztlich angeordnete)

- Frau/Herr... hat Wasseransammlungen in den Beinen, es sollen wöchentliche Gewichtskontrollen durchgeführt werden.
- Frau/Herr... kann Gewichtskontrollen nicht selbst durchführen.
- Frau/Herr... erkennt Hypo-/Hyperglykämie nicht und kann keine entsprechenden Maßnahmen einleiten.

- Frau/Herr… erkennt Hypo-/Hyperglykämie und kann entsprechende Maßnahmen einleiten.
- Frau/Herr… misst ihren/seinen Blutzuckerwert mehrmals täglich selbstständig.
- Frau/Herr… kann den Blutzuckerwert nicht mehr selbstständig messen.
- Frau/Herr… sieht keinen Sinn in Blutzuckerwert-Messungen.
- Frau/Herr… akzeptiert die Blutzuckerwert-Messungen.
- Frau/Herr… benötigt Hilfe beim Messen ihres/seines Blutzuckerwert.
- Frau/Herr… benötigt Hilfe beim täglichen Messen der Blutzuckerwerte, um das Insulinschema anzupassen.
- Frau/Herr… hat Blutdruckschwankungen.
- Frau/Herr… ignoriert ihre/seine Blutdruckschwankungen.
- Frau/Herr… benötigt Hilfe beim Messen von Blutdruck und Puls.
- Frau/Herr… kann ihren/seinen Blutdruck selbstständig messen.
- Frau/Herr… darf aufgrund der Herzinsuffizienz nur 1 ½ Liter Flüssigkeit/Tag trinken.
- Frau/Herr… hält sich nicht an die Trinkmengenbeschränkung.
- Frau/Herr… hat aufgrund der Dialyse eine Flüssigkeitsbeschränkung von 1 Liter/Tag.

4

Körpernahe Hilfsmittel: An- oder Ablegen von Prothesen, Orthesen, Epithesen, Sehhilfen, Hörgeräten, kieferorthopädische Apparaturen und Kompressionsstrümpfen für Arme und Beine (inklusive deren Reinigung)

- Frau/Herr… kann die Unterschenkelprothese nicht selbstständig anziehen.
- Frau/Herr… kann die Unterschenkelprothese/Oberschenkelprothese selbstständig anziehen.
- Frau/Herr… kann die Oberschenkelprothese nicht selbstständig anziehen.
- Frau/Herr… trägt Kompressionsstrümpfe, kann diese nicht selbstständig an- und ausziehen.
- Frau/Herr… akzeptiert das Tragen der Brille/des Hörgeräts nicht.
- Frau/Herr… benötigt täglich Hilfe beim Einsetzen des Hörgeräts.
- Frau/Herr… kann die Hörgeräte/das Hörgerät selbst einsetzen.
- Frau/Herr… trägt aus Scham das Hörgerät nicht.

- Frau/Herr... benötigt Hilfe beim An- und Absetzen der Brille (inklusive Reinigung).
- Frau/Herr... kann die Kompressionstrümpfe selbstständig an-/ausziehen.
- Frau/Herr... akzeptiert das Tragen der Kompressionstrümpfe.
- Frau/Herr... benötigt Hilfe beim An- und Ausziehen der Kompressionsstrümpfe.
- Frau/Herr... benötigt Hilfe beim An- und Ablegen des Kompressionsverbandes.

Verbandwechsel und Wundversorgung: Versorgung chronischer Wunden

- Frau/Herr... kann Verbandswechsel am rechten Unterschenkel (Ulcus cruris) nicht selbstständig vornehmen.
- Frau/Herr... benötigt alle zwei Tage Hilfe beim Verbandswechsel, z. B. Dekubitus linke Ferse.
- Frau/Herr... kann den Verbandswechsel am linken Vorfuß bei diabetischem Fußsyndrom nicht selbstständig vornehmen.
- Frau/Herr... kann den Verbandswechsel an der linken Brust (bei Mamma-Ca.) nicht selbstständig durchführen.
- Frau/Herr... fühlt sich durch das Ulcus cruris in der Lebensführung eingeschränkt.
- Frau/Herr... fühlt sich durch den Geruch der Wunde in der Lebensführung eingeschränkt, verlässt deshalb kaum noch das Haus.
- Frau/Herr... hat Angst, dass der Wundverband durchnässt.
- Frau/Herr... hat Schmerzen bei der Wundversorgung des ...
- Frau/Herr... zeigt Abwehrverhalten bei der Wundversorgung.
- Frau/Herr... hat Schmerzen bei der Wundversorgung und kann diese mitteilen.
- Frau/Herr... kann den Verbandswechsel der PEG-Einstichstelle nicht selbstständig vornehmen.

Versorgung mit Stoma: Pflege künstlicher Körperöffnungen

- Frau/Herr... akzeptiert ihr/sein Tracheostoma.
- Frau/Herr... hat ein Tracheostoma, kann dieses nicht selbstständig versorgen.

- Frau/Herr... hat ein Tracheostoma, führt dessen Versorgung selbstständig durch.
- Frau/Herr... ist es unangenehm, mit dem Tracheostoma in die Öffentlichkeit zu gehen.
- Frau/Herr... führt den Kanülenwechsel bei Tracheostoma inklusive Pflege selbstständig durch.
- Frau/Herr... akzeptiert das Uro-/Colostoma.
- Frau/Herr... benötigt täglich Hilfe beim Wechseln des Stomabeutels.
- Frau/Herr... traut sich nicht zu, trotz Stoma baden zu gehen.
- Frau/Herr... hat Angst, dass sich der Stomabeutel lösen könnte.
- Frau/Herr... achtet darauf, dass der Stomabeutel gut sitzt.
- Frau/Herr... achtet darauf, dass durch das Stoma keine unangenehmen Gerüche entstehen.
- Frau/Herr... ekelte sich vor der Versorgung des Stomas.
- Frau/Herr... befürchtet, dass das Stoma unangenehm riecht.
- Frau/Herr... befürchtet, dass Fremde das Stoma sehen könnten.
- Frau/Herr... kann ihren/seinen Stomabeutel selbstständig wechseln.
- Frau/Herr... kann die Stomaplatte nicht selbstständig wechseln.
- Frau/Herr... kann den Urostomabeutel selbstständig ausleeren.
- Frau/Herr... kann den Urostomabeutel nicht selbstständig ausleeren.
- Frau/Herr... kann den suprapubischen Blasenkatheter nicht selbst versorgen.
- Frau/Herr... kann die PEG/PEJ-Versorgung selbst übernehmen.
- Frau/Herr... kann die PEG/PEJ-Versorgung nicht selbst durchführen.
- Frau/Herr... nestelt an der PEG/PEJ.
- Frau/Herr... nestelt am suprapubischen Blasenkatheter.

Regelmäßige Einmalkatheterisierung und Nutzung von Abführmethoden

- Frau/Herr... leidet unter einer neurogenen Blasenentleerungsstörung, führt das Einmalkathetern selbstständig durch.
- Frau/Herr... äußert beim Katheterisieren Schamgefühle ...
- Frau/Herr... leidet unter einer neurogenen Blasenentleerungsstörung, benötigt ... am Tag Hilfe beim Einmalkathetern.
- Frau/Herr... leidet unter Verstopfung, bekommt bei Bedarf ein Klistier.
- Frau/Herr... leidet unter Verstopfung, wendet das Klistier selbstständig an.

- Therapiemaßnahmen in häuslicher Umgebung: Eigenübungen aus einer Heilmitteltherapie, aufwendige therapeutische Maßnahmen zur Sekretelimination, Peritonealdialyse
- Frau/Herr... leidet nach einem Apoplex unter Sprechstörungen, führt selbstständig logopädische Übungen durch.
- Frau/Herr... leidet nach einem Apoplex unter Sprechstörungen, der Logopäde/-in kommt ... ins Haus.
- Frau/Herr... leidet nach einem Apoplex unter Sprechstörungen, führt zusammen mit der Ehefrau/dem Ehemann die logopädischen Übungen durch.
- Frau/Herr... führt 2x tgl. die Gehübungen selbstständig durch.
- Frau/Herr... leidet unter COPD und führt tgl. Atemübungen durch.
- Frau/Herr... leidet unter Mukoviszidose und benötigt Anleitung bei den Atemübungen.

Zeit- und technikintensive Maßnahmen in häuslicher Umgebung

- Frau/Herr ... wird maschinell beatmet, spezielle Krankenbeobachtung ist erforderlich.
- Bei Frau/Herrn... besteht Dialysepflicht, die Peritonealdialyse wird durch die Ehefrau/ den Ehemann durchgeführt.

Arztbesuche

- Frau/Herr... ist gehbehindert, muss 1x pro Monat zum Lungenfacharzt, benötigt Hilfe beim Hin- und Rückweg zum Arzt (Treppensteigen, Transfer Taxi, Begleitung Arztpraxis).
- Frau/Herr... leidet unter Demenz, muss 1x pro Monat zum Facharzt, findet den Weg zum Arzt nicht, würde dort ohne Bezugsperson nicht bleiben.

Besuche anderer medizinischer oder therapeutischer Einrichtungen (bis zu drei Stunden)

- Frau/Herr... ist gehbehindert, muss 2x pro Woche zur Krankengymnastik/ Logopädie/Ergotherapie, benötigt Hilfe beim Hin- und Rückweg zur Therapie (Treppensteigen, Transfer Taxi, Begleitung Arztpraxis).
- Frau/Herr... leidet unter Demenz, muss 1x pro Woche zur Physiotherapie, findet den Weg zur Therapie nicht, würde dort ohne Bezugsperson nicht bleiben.

Zeitlich ausgedehnte Besuche medizinischer oder therapeutischer Einrichtungen (länger als drei Stunden)

- Frau/Herr... leidet unter einer Demenz, benötigt 3x pro Woche Dialyse, Transfer mit Taxi und Bezugsperson, würde ohne Bezugsperson dort nicht bleiben.
- Frau/Herr... bekommt alle drei Wochen je zwei ambulante Bestrahlungstherapien im Krankenhaus, Transfer mit Taxi und Begleitperson wegen körperlicher Schwäche erforderlich.

Einhalten einer Diät oder anderer krankheits- oder therapiebedingter Verhaltensvorschriften

- Frau/Herr... leidet unter einem insulinpflichtigen Diabetes mellitus, hält Diätvorschriften ein.
- Frau/Herr... leidet unter einem insulinpflichtigen Diabetes mellitus, hält Diätvorschriften nicht immer ein, benötigt hierbei Anleitung/Beaufsichtigung.
- Frau/Herr... leidet unter Diabetes mellitus, isst trotzdem mehrmals täglich Süßigkeiten.
- Frau/Herr... hält sich nicht an Diätvorschriften.
- Frau/Herr... leidet unter dem Prader-Willi-Syndrom, ständige Essenskontrolle ist erforderlich.

4.1.4 Themenfeld 4 – Selbstversorgung/Modul 4 des BI

Pflegefachliche Einschätzung

Körperpflege: inklusive Ober- und Unterkörper, Intimbereich, Kämmen, Rasieren, Zahn-, Mund- und Prothesenpflege, Baden und Duschen

- Frau/Herr... hat feste Rituale bei der Körperpflege, deren Einhaltung ihr/ihm wichtig ist, z. B. ...
- Frau/Herr... lehnt das Eincremen des Körpers ab.
- Frau ... legt Wert auf geschminktes Aussehen.
- Frau/Herr... wünscht regelmäßig eine Einreibung mit Franzbranntwein.
- Frau/Herr... cremt sich Gesicht und Körper selbstständig ein.
- Frau/Herr... lehnt die Körperpflege ab.

- Frau/Herr... verweigert häufig die Körperpflege und zeigt Verwahrlosungstendenzen.
- Frau/Herr... leidet unter einem Waschzwang.
- Frau/Herr... bevorzugt kaltes Wasser bei der Körperpflege.
- Frau/Herr... akzeptiert nur gleichgeschlechtliches Pflegepersonal bei der Körperpflege.
- Frau/Herr... kann den vorderen Oberkörper selbstständig waschen.
- Frau/Herr... benötigt Unterstützung beim Bereitlegen der Waschutensilien.
- Frau/Herr... benötigt Hilfe beim Waschen des Oberkörpers, unter den Achseln oder unter der Brust.
- Frau/Herr... kann die Gesichtspflege nicht selbstständig durchführen.
- Frau/Herr... ist es gewohnt, dass Nasen- und Ohrenhaare regelmäßig entfernt werden.
- Frau/Herr... kann nur das Gesicht und die Hände selbstständig waschen.
- Frau/Herr... benötigt Anleitung oder Unterstützung bei der Körperpflege.
- Frau/Herr... sieht die Notwendigkeit der Körperpflege nicht ein.
- Frau/Herr... benötigt Hilfe bei der Intimpflege und zeigt dabei Schamgefühle.
- Frau/Herr... kann den Unterkörper nicht selbstständig waschen und benötigt Anleitung.
- Frau/Herr... benötigt Unterstützung beim Waschen der Beine und Füße.
- Frau/Herr... ist Diabetiker/in und kann die Füße nicht selbst inspizieren.

Pflegehinweise und Maßnahmen/Körperpflege

- Falls Körperpflege verweigert wird, einfühlsame Ansprache und individuelle Pflegeplanung anwenden.
- Falls Hilfestellung beim Waschen erforderlich ist, Anleitung oder komplette Übernahme anbieten.
- Falls Hautpflege abgelehnt wird, alternative Pflegeprodukte vorschlagen.

Unterstützung bei der Mund-, Zahn- und Prothesenpflege

- Frau/Herr... benötigt Unterstützung bei der täglichen Zahn-, Mund- oder Prothesenpflege.
- Frau/Herr... führt die Zahn-, Mund- oder Prothesenpflege selbstständig durch, wenn alle Utensilien bereitgelegt werden.

- Frau/Herr… hat Implantate und übernimmt die Zahnpflege eigenständig.
- Frau/Herr… benötigt Hilfe beim Auftragen der Haftcreme.
- Frau/Herr… legt nach der Mundpflege Wert auf eine Lippenpflege mit …

Pflegehinweise und Maßnahmen/Mund-, Zahn- und Prothesenpflege

- Falls Haftcreme benötigt wird, Auftragen unterstützen.
- Falls Zahnprothesen genutzt werden, tägliche Reinigung sicherstellen.

Rasur und Haarpflege

- Herr… benötigt Unterstützung beim Rasieren.
- Herr… benötigt Hilfe beim Reinigen des Rasierers.
- Herr… bevorzugt eine Nassrasur.
- Frau/Herr… kann die Arme nicht mehr anheben, um sich die Haare zu kämmen oder zu waschen.
- Frau/Herr… möchte einmal pro Woche zum Friseur gehen.
- Frau/Herr… kann sich am Hinterkopf nicht selbstständig kämmen.

Pflegehinweise und Maßnahmen/Rasur und Haarpflege

- Falls Nassrasur gewünscht ist, Durchführung sicherstellen.
- Falls Hilfe beim Friseurbesuch erforderlich ist, Terminabsprache und Begleitung anbieten.
- Unterstützung beim Duschen und Baden
- Frau/Herr… möchte einmal wöchentlich ein Bad mit Haarwäsche und Nagelpflege.
- Frau/Herr… möchte zweimal pro Woche duschen (inklusive Haarwäsche und Nagelpflege).
- Frau/Herr… benötigt nur Hilfe beim Ein- und Aussteigen in die Badewanne.
- Frau/Herr… benötigt nur Hilfe beim Ein- und Aussteigen in die Dusche.
- Frau/Herr… benötigt Unterstützung beim Transfer in die Badewanne mit Lifternutzung.
- Frau/Herr… benötigt Unterstützung bei der Bedienung des Lifters.
- Frau/Herr… kann allein baden, wünscht aber eine Pflegeperson in der Nähe zur Sicherheit.

An- und Auskleiden des Ober- und Unterkörpers

- Frau/Herr... benötigt Unterstützung beim An- und Auskleiden.
- Frau/Herr... kann sich nur mit Anleitung an- und auskleiden.
- Frau/Herr... kann sich anziehen, wenn die Kleidung bereitgelegt wird.
- Frau/Herr... benötigt Hilfe beim Knöpfen der Kleidung.
- Frau/Herr benötigt nur Hilfe beim Anziehen der Hose/Unterhose.
- Frau/Herr benötigt Hilfe beim Hochziehen von Hose/Unterhose/Rock.
- Frau/Herr kann nur noch die Hände in die bereitgelegte Oberbekleidung schieben.
- Frau/Herr kann ihre/seine Strümpfe/Socken nicht mehr selbstständig anziehen.
- Frau /Herr benötigt Hilfe beim An- und Ausziehen der Schuhe (z. B. Schleife binden, Klettverschluss schließen).
- Frau/Herr... erkennt nicht mehr, wenn die Kleidung verschmutzt oder ungeeignet ist.
- Frau/Herr... zeigt Abwehrreaktionen beim An- und Auskleiden.
- Frau/Herr... zieht die Kleidung nicht in der richtigen Reihenfolge an.
- Frau/Herr... trägt aufgrund von Mobilitätseinschränkungen bequeme Kleidung zum Hineinschlüpfen.
- Frau... trägt einen BH, kann diesen nicht selbstständig öffnen oder schließen.
- Frau/Herr... erkennt nicht mehr, wenn die Kleidung verschmutzt ist oder riecht.
- Frau/Herr... sieht die Notwendigkeit des Kleidungswechsels nicht ein.
- Frau/Herr... zeigt Abwehrreaktionen beim An- und Auskleiden.
- Frau/Herr... trägt aufgrund von Mobilitätseinschränkungen legere Kleidung zum Hineinschlüpfen.

Essen und Trinken

- Frau/Herr... benötigt Hilfe beim Kleinschneiden von Speisen.
- Frau/Herr... beginnt zu essen, vergisst aber weiter zu essen.
- Frau/Herr... mag nicht in Gesellschaft essen.
- Frau/Herr... leidet unter einem Vergiftungswahn.
- Frau/Herr... zeigt beim Essen einen Bewegungsdrang.
- Frau/Herr... bedient sich beim Essen von den Tellern der anderen Mitbewohner/-innen.

- Frau/Herr... kann mit einem Löffel selbst Essen.
- Frau/Herr... kann sich das Essen vorbereiten.
- Frau/Herr... kann sich das Essen nicht vorbereiten.
- Frau/Herr... benötigt Hilfe beim Kleinschneiden des Essens.
- Frau/Herr... benötigt Hilfe beim Kleinschneiden von Fleisch.
- Frau/Herr... isst langsam, das Essen wird auf einen Wärmeteller gerichtet.
- Frau/Herr... kann das Brot selbst belegen, aber nicht klein schneiden.
- Frau/Herr... kann sich das Brot richten, wenn das Antirutschbrett bereitgelegt wird.
- Frau/Herr... kann selbstständig essen, wenn das Spezialbesteck bereitgelegt wird.
- Frau/Herr... leidet unter einer Lebensmittelallergie gegen ...
- Frau/Herr... verträgt keine (z. B. Milchprodukte) ...
- Frau/Herr... isst und trinkt alles, was auf einem Tisch steht.
- Frau/Herr... hat eine starke Aspirationstendenz, muss beim Essen und Trinken beaufsichtigt werden.
- Frau/Herr... kann nur pürierte Speisen zu sich nehmen.
- Frau/Herr... leidet unter Schluckstörungen und benötigt angedickte Flüssigkeiten.
- Frau/Herr... leidet unter Schluckstörungen aufgrund von ...
- Frau/Herr... äußert kein Hunger- oder Durstgefühl.
- Frau/Herr... erhält Nahrung über eine PEG-Sonde.
- Frau/Herr... fällt beim Essen das Besteck aus der Hand.
- Frau/Herr... hat einen starken Tremor.
- Frau/Herr... erkennt verdorbene Lebensmittel nicht.
- Frau/Herr... kann nicht selbstständig essen.
- Frau/Herr... lässt sich nur von bestimmten Bezugspersonen, das Essen eingeben.
- Bei Frau/Herr... sammeln sich Essensreste in den Wangentaschen.
- Frau/Herr... isst mehrere kleine Portionen über den Tag verteilt.
- Frau/Herr... ist untergewichtig.
- Frau/Herr... kann Getränkeflaschen nicht öffnen.
- Frau/Herr... kann Getränke nicht eingießen.
- Frau/Herr... kann sich aus einer bereitstehenden Teekanne bedienen und den Tee selbstständig eingießen.

- Frau/Herr… kann aus einer großen Tasse selbstständig trinken.
- Frau/Herr… kann Getränke selbstständig zu sich nehmen.
- Frau/Herr… benötigt zum Trinken z. B. einen Strohhalm.
- Frau/Herr… muss ans Trinken erinnert werden.
- Frau/Herr… muss zum Trinken aufgefordert werden.
- Frau/Herr… muss beim Trinken beaufsichtigt werden.
- Frau/Herr… äußert kein Hunger- und/oder Durstgefühl.
- Frau/Herr… muss beim Essen/Trinken zur Sicherheit beaufsichtigt werden.
- Frau/Herr… isst/trinkt selbstständig, wenn Speisen/Getränke in unmittelbarer Nähe platziert sind.
- Frau/Herr… erhält zusätzlich zur Sondenkost orale Nahrung.
- Frau/Herr… benötigt zur Vermeidung von Mangelernährung Nahrungsergänzung.

Pflegehinweise und Maßnahmen/Essen und Trinken

- Falls Aspirationstendenz besteht, angepasste Kostformen und Trinkhilfen nutzen.
- Falls Nahrungsaufnahme über PEG-Sonde erfolgt, korrekte Verabreichung sicherstellen.

Toilettengang, Inkontinenz und Stomaversorgung

- Frau/Herr… benötigt Hilfe beim Toilettengang, z. B. Begleitung zur Toilette oder Transfer auf die Toilette.
- Frau/Herr… benötigt nachts Hilfe beim Toilettengang (Nachtstuhl).
- Frau/Herr… benötigt Hilfe beim Toilettengang, z. B. Begleitung oder Transfer.
- Frau/Herr… benötigt nachts eine Unterstützung bei der Toilettennutzung.
- Frau/Herr… benötigt Hilfe beim Toilettengang, Unterstützung beim Anlegen der Einlage und Intimpflege.
- Frau/Herr… muss an den Wechsel der Inkontinenzvorlagen erinnert werden.
- Frau/Herr… ist harninkontinent.
- Frau/Herr… ist stuhlinkontinent.
- Frau/Herr… ist mit einem suprapubischen Katheter versorgt.

- Frau/Herr... ist mit einem transurethralen Dauerkatheter versorgt.
- Frau/Herr... kann die Intimtoilette nach Stuhlgang nicht selbstständig ausführen.
- Frau/Herr... akzeptiert das Tragen von Inkontinenzvorlagen nicht.
- Frau/Herr... spricht offen von ihren/seinen Inkontinenzproblemen.
- Frau/Herr... zeigt Abwehrverhalten bei der Inkontinenzversorgung.
- Frau/Herr... lehnt das Tragen der Inkontinenzartikel ab.
- Frau/Herr... vergisst nach dem Toilettengang die Intimhygiene durchzuführen.
- Frau/Herr... entsorgt die Inkontinenzartikel in der Toilette.
- Frau/Herr... schämt sich, Inkontinenzvorlagen tragen zu müssen.
- Frau/Herr... legt eingenässte Unterwäsche in den Schrank.
- Frau/Herr... versteckt aufgrund von Scham eingenässte Unterwäsche.
- Frau/Herr... hat Angst, nach Urin zu riechen.
- Frau/Herr... ist es unangenehm, Hilfe beim Toilettengang zu benötigen.
- Frau/Herr... trocknet die benutzten Inkontinenzvorlagen auf der Heizung.
- Frau/Herr... benötigt keine Hilfe beim Toilettengang.
- Frau/Herr... wechselt die Inkontinenzvorlagen selbstständig.
- Frau/Herr... benötigt Hilfe beim Entleeren und Wechseln des Katheterbeutels.
- Frau/Herr... leidet unter Verstopfung.
- Frau/Herr... hat oft Durchfall aufgrund ...
- Frau/Herr... trägt am Tag einen Beinbeutel.
- Frau/Herr... benötigt am Morgen Hilfe zum Anziehen der Pants, sonst keine weitere Hilfe notwendig.
- Frau/Herr... möchte in der Nacht den Nachtstuhl neben dem Bett stehen haben.
- Frau/Herr... hat ein Colostoma/Ileostoma/Urostoma.
- Frau/Herr... trägt ein Urinalkondom.
- Frau/Herr... kann den Stomabeutel- und Plattenwechsel selbstständig durchführen.
- Frau/Herr... hat ein Colostoma/Ileostoma/Urostoma und benötigt Unterstützung bei der Versorgung.
- Frau/Herr... benötigt Hilfe beim Wechseln des Stomabeutels und der Stomaplatte.

- Frau/Herr... kann den Urostomabeutel selbst ausleeren.
- Frau/Herr... kann sich selbst Einmalkatheterisieren.
- Frau/Herr... benötigt Hilfe beim Einmalkatheterisieren.

Pflegehinweise und Maßnahmen/Toilettengang, Inkontinenz und Stomaversorgung

- Falls Inkontinenzmaterial nicht akzeptiert wird, alternative Lösungen anbieten.
- Falls Katheterversorgung erforderlich ist, fachgerechte Pflege sicherstellen.
- Falls Stomaversorgung nötig ist, Unterstützung nach individuellen Bedürfnissen gewährleisten.

4.1.5 Themenfeld 5 – Leben in sozialen Beziehungen/Modul 6 und 7 des BI

Pflegefachliche Einschätzung

Gestaltung des Tagesablaufs und Anpassung an Veränderungen

- Frau/Herr... kann den Tagesablauf selbstständig gestalten.
- Frau/Herr... benötigt Unterstützung bei der Tagesstrukturierung.
- Frau/Herr... entscheidet eigenständig, wann Frau/Herr ... Mahlzeiten einnehmen möchte.
- Frau/Herr... bestimmt selbst, wann die Körperpflege erfolgen soll.
- Frau/Herr... muss an vereinbarte Termine erinnert werden.
- Frau/Herr... nutzt einen Tagesplan zur Orientierung und Erinnerung an wichtige Termine.
- Frau/Herr... benötigt eine Erinnerungshilfe (z. B. Kalender) zur Tagesgestaltung.

Ruhen und Schlafen

- Frau/Herr... hat einen stabilen Tages- und Nachtrhythmus.
- Frau/Herr... pflegt vor dem Schlafengehen feste Rituale (z. B. Gebet sprechen, Musik hören, Tee trinken).
- Frau/Herr... trägt nachts aus Gewohnheit Socken.
- Frau/Herr... hat feste Abläufe nach dem Aufstehen, z. B. ...

- Frau/Herr... schläft in der Nacht durch.
- Frau/Herr... wacht nachts häufig auf, schläft dann aber wieder ein.
- Frau/Herr... leidet unter Schlaflosigkeit.
- Frau/Herr... legt sich zur Mittagsruhe eigenständig ins Bett.
- Frau/Herr... benötigt Unterstützung beim Zubettgehen.
- Frau/Herr... hat Schwierigkeiten beim Einschlafen.
- Frau/Herr... benötigt Hilfe beim Lagewechsel in der Nacht.
- Frau/Herr... ist nachts unruhig und muss beruhigt werden.
- Frau/Herr... schläft nur, wenn das Schlafzimmer gut abgedunkelt ist.

Beschäftigung und Freizeitgestaltung

- Frau/Herr... beschäftigt sich eigenständig mit ...
- Frau/Herr... fällt es schwer, sich selbst zu beschäftigen.
- Frau/Herr... liest regelmäßig am Nachmittag ein Buch.
- Frau/Herr... hört gerne Hörbücher, insbesondere ...
- Frau/Herr... hört nachmittags gerne Radio.
- Frau/Herr... bevorzugt bestimmte Musikrichtungen oder Radiosender: ...
- Frau/Herr... hört gerne CD`s von...
- Frau/Herr... schaut regelmäßig TV, insbesondere ... (z.B. Sportsendungen, Krimis, Dokumentationen).
- Frau/Herr... muss an die Aktivitäten im Haus erinnert werden.
- Frau/Herr... spielt gerne Gesellschaftsspiele mit anderen.
- Frau/Herr... ist Mitglied in ... (z.B. Schützenverein, Chor, Feuerwehrgruppe).
- Frau/Herr... beschäftigt sich am Computer mit ...
- Frau/Herr... benötigt Begleitung zu den Aktivitäten.
- Frau/Herr... benötigt Unterstützung oder Motivation bei der Auswahl von Aktivitäten.

Vornehmen von zukünftigen Planungen

- Frau/Herr... benötigt Unterstützung bei der Planung von Geburtstagen oder Feiern.
- Frau/Herr... benötigt Hilfe beim Schreiben von Einladungen.
- Frau/Herr... organisiert wichtige Termine eigenständig.
- Frau/Herr... benötigt Unterstützung bei der Terminplanung.

Interaktion mit Personen im direkten Umfeld

- Frau/Herr... fühlt sich einsam.
- Frau/Herr... telefoniert täglich mit ihren/seinen Angehörigen.
- Frau/Herr... hat keinen Kontakt zu ihren/seinen Kindern.
- Frau/Herr... fühlt sich durch ihre/seine Schwerhörigkeit ausgegrenzt.
- Frau/Herr... leidet unter Streitigkeiten in der Familie.
- Frau/Herr... fällt es schwer, aktiv Kontakt zu anderen aufzunehmen.
- Frau/Herr... reagiert nur auf direkte Ansprache.
- Frau/Herr... reagiert nicht auf Ansprache.
- Frau/Herr... zeigt distanzloses Verhalten.
- Frau/Herr... nimmt keinen Kontakt zu Mitbewohner/-innen auf.

Kontaktpflege zu Personen außerhalb des direkten Umfelds

- Frau/Herr... pflegt intensiven Kontakt zu Bekannten und Nachbarn.
- Frau/Herr... erhält keinen Besuch.
- Frau/Herr... kann soziale Kontakte nicht eigenständig pflegen.
- Frau/Herr... benötigt Hilfe beim Wählen von Telefonnummern.
- Frau/Herr... muss an Terminabsprachen erinnert werden.
- Frau/Herr... hat Angst vor fremden Menschen.
- Frau/Herr... geht regelmäßig alle drei Wochen zum Friseur.
- Frau/Herr... geht alle drei Wochen zum Friseur, muss aber daran erinnert werden.

Außerhäusliche Aktivitäten

- Frau/Herr... verlässt die Wohnung oder Einrichtung selbstständig.
- Frau/Herr... benötigt Unterstützung beim Verlassen der Wohnung oder Einrichtung.
- Frau/Herr... unternimmt eigenständig kleinere Spaziergänge.
- Frau/Herr... geht mit Hilfsmitteln (z.B. Gehstock, Rollator, Rollstuhl) selbstständig spazieren.
- Frau/Herr... benötigt aufgrund von Orientierungsstörungen Begleitung bei Spaziergängen.
- Frau/Herr... fährt täglich mit dem Bus in die Stadt.
- Frau/Herr... besucht regelmäßig sonntags die Kirche.
- Frau/Herr... nimmt zweimal pro Monat am Seniorenkreis teil.

- Frau/Herr... besucht zweimal pro Woche die Tagespflege, Transfer erfolgt durch den Fahrdienst.
- Frau/Herr... besucht täglich die Werkstatt für Menschen mit Behinderungen.
- Frau/Herr... trifft sich einmal pro Monat mit ... in der Wirtschaft.
- Frau/Herr... trifft sich regelmäßig zum Kartenspielen mit ...

4.1.6 Themenfeld 6 – Haushaltsführung/Wohnen/Häuslichkeit/Modul 8 des BI

Pflegefachliche Einschätzung

Wohnen/Häuslichkeit – stationär

- Frau/Herr... legt großen Wert auf ein sauberes und ordentliches Zimmer.
- Frau/Herr... dekoriert ihr/sein Zimmer eigenständig.
- Die Kinder von Frau/Herr... übernehmen den Einkauf der Hygieneartikel.
- Frau/Herr... beteiligt sich gerne an hauswirtschaftlichen Tätigkeiten wie ...
- Frau/Herr... kann das Bett selbstständig machen.
- Frau/Herr... kümmert sich eigenständig um ihre/seine Zimmerpflanzen.
- Frau/Herr... versorgt ihre/seine Katze/Vögel selbstständig.
- Frau/Herr... benötigt Unterstützung bei der Versorgung des Haustiers.
- Frau/Herr... kauft sich ihre/seine Süßigkeiten eigenständig ein.
- Frau/Herr... geht selbstständig zum Kiosk im Haus, um einzukaufen.
- Frau/Herr... hilft beim Zusammenlegen der Wäsche.
- Frau/Herr... möchte beim Tischeindecken, Abräumen oder Einräumen der Spülmaschine mithelfen.
- Frau/Herr... möchte sich aktiv an hauswirtschaftlichen Tätigkeiten beteiligen.
- Frau/Herr... möchte keine hauswirtschaftlichen Tätigkeiten übernehmen.
- Frau/Herr... wünscht, dass niemand ihr/sein Zimmer betritt, wenn Frau/Herr ... nicht anwesend ist.
- Frau/Herr... erledigt finanzielle Angelegenheiten eigenständig.
- Frau/Herr... benötigt Unterstützung beim Ausfüllen von Formularen.
- Frau/Herr... kocht sich am Nachmittag selbstständig Tee.

Haushaltsführung – ambulant

- Frau/Herr... legt großen Wert auf Sauberkeit und Ordnung.
- Frau/Herr... fühlt sich in ihrer/seiner Wohnung oder ihrem/seinem Haus wohl.
- Frau/Herr... benötigt keine Unterstützung bei der Haushaltsführung.
- Frau/Herr... wünscht, zweimal pro Woche frisches Obst einzukaufen.
- Frau/Herr... kann Einkäufe nicht mehr eigenständig erledigen.
- Frau/Herr... benötigt Unterstützung bei Besorgungen, z. B. in der Apotheke oder bei der Post.
- Frau/Herr... kann ihre/seine Wohnung nicht mehr eigenständig reinigen.
- Frau/Herr... benötigt Unterstützung bei der Reinigung der Wohnung.
- Frau/Herr... benötigt Hilfe beim Erstellen eines Einkaufzettels.
- Frau/Herr... ist nicht mehr in der Lage, Mahlzeiten selbstständig vorzubereiten.
- Frau/Herr... kann keine warme Mahlzeit mehr zubereiten.
- Frau/Herr... erhält regelmäßig Unterstützung bei der Essenszubereitung durch Angehörige oder Nachbarn.
- Frau/Herr... bekommt »Essen auf Rädern« geliefert.
- Frau/Herr... kann nicht mehr für Sicherheit in der Wohnung sorgen (z. B. überprüfen, ob der Herd ausgeschaltet ist).
- Frau/Herr... kann das Geschirr nicht mehr abspülen.
- Frau/Herr... benötigt Unterstützung bei allen hauswirtschaftlichen Tätigkeiten.
- Frau/Herr... kann ihre/seine Fußpflege- oder Friseurtermine nicht mehr eigenständig organisieren.
- Frau/Herr... kann die Bettwäsche nicht mehr wechseln.
- Frau/Herr... kann keine Betten mehr machen.
- Frau/Herr... kann die Grabpflege nicht mehr selbstständig übernehmen.
- Frau/Herr... ist nicht mehr in der Lage, der Hausordnung nachzukommen.
- Frau/Herr... benötigt Unterstützung bei der Wäscheversorgung (z. B. Waschen, Bügeln, Zusammenlegen und Aufräumen der Wäsche).
- Frau/Herr... hat eine Betreuungsperson, die sämtliche schriftlichen Angelegenheiten erledigt.
- Frau/Herr... benötigt Unterstützung beim Heizen der Wohnung.

- Frau/Herr… kann den Abfall nicht mehr eigenständig entsorgen.
- Frau/Herr… kann das Haustier (z. B. Hund, Katze, Vogel) nicht mehr selbstständig versorgen.

4.2 Formulierungshilfen Maßnahmenplanung

4.2.1 Themenfeld 1 – Kognition und Kommunikation/ Modul 2 und 3 des BI

Maßnahmenplanung

Örtliche, zeitliche und persönliche Orientierung

- Frau/Herr… morgens mit einer persönlichen Begrüßung ansprechen: »Guten Morgen Frau/Herr…«.
- Das Kalenderblatt des Abreißkalenders gemeinsam mit Frau/Herr… abreißen.
- Datum und Wochentag regelmäßig in Gespräche einbauen.
- Morgens das aktuelle Datum auf einem Zettel notieren und Frau/Herr… unterstreichen lassen.
- Bei Spaziergängen immer die vertrauten Wege nutzen.
- Innerhalb des Wohnbereichs stets die gewohnten Wege gehen.
- Vor dem Aufstehen über den aktuellen Tag und die Uhrzeit informieren.
- Frau/Herr… gezielt darauf hinweisen, was als nächstes ansteht (z. B. »Jetzt gehen wir ins Bad zur Morgenpflege«).
- Immer mit Namen ansprechen und die aktuelle Situation erklären.
- Tageszeitung zum Frühstück bereitlegen.
- Gemeinsam Fotoalben anschauen und Namen der Personen benennen.
- Darauf achten, dass persönliche Fotos sichtbar auf dem Tisch stehen.
- Frau/Herr… aktiv in das Tischdecken einbinden.
- Biografiegeleitete Gespräche führen, um Erinnerungen zu aktivieren.

Unterstützung beim Hören

- Hörgeräte täglich einsetzen und auf korrekte Einstellung achten.
- Unterstützung beim Batteriewechsel der Hörgeräte anbieten.
- Hörgeräte einmal pro Woche reinigen.
- Frau/Herr… kann die Hörgeräte selbstständig einsetzen.

- Gespräche immer auf der Seite des besseren Gehörs führen (z. B. rechtes Ohr).
- Beim Sprechen deutlich und langsam sprechen, dabei Blickkontakt halten.
- Hörgeräte am Abend herausnehmen und ggf. reinigen.
- Hilfestellung beim Ablegen des Hörgeräts anbieten.
- Frau/Herr... nimmt tagsüber öfter das Hörgerät heraus, da es ihr/ihm zu laut ist – bei Bedarf alternative Lösungen anbieten.

Unterstützung in der Kommunikation

- Bei jeder Ansprache langsam, deutlich und laut sprechen.
- Immer Blickkontakt beim Sprechen herstellen.
- Frau/Herr... zum Sprechen motivieren.
- Im Gespräch ausreichend Zeit geben und Antworten abwarten.
- Auf einen gutsitzenden Zahnersatz achten, um die Sprachfähigkeit zu erhalten.
- Gespräche mit Geduld führen, sich ausreichend Zeit nehmen.
- Unterstützung und Anleitung beim Einsatz von Hilfsmitteln (z. B. Sprechkanüle).
- Immer nur eine Frage auf einmal stellen, um Überforderung zu vermeiden.
- Aussagen bei Bedarf mit den gleichen Wörtern wiederholen.
- Frau/Herr... in ihrem/seinem vertrauten Dialekt ansprechen.
- Bei Kontaktaufnahme leichte Berührung nutzen, um Aufmerksamkeit zu sichern.
- Aufforderungen kurz und prägnant formulieren, z. B. »Bitte nehmen Sie Platz«.
- Worte durch Mimik und Gestik unterstützen.
- Kommunikation auf Augenhöhe führen.
- Bei Bedarf Gebärdensprache oder alternative Kommunikationsformen nutzen.
- Unterstützende Hilfsmittel wie Bilder, Schrifttafeln oder Schreibblöcke bereitstellen.

Unterstützung beim Sehen

- Brille griffbereit hinlegen und Unterstützung beim Aufsetzen geben.
- Brille bei Bedarf reinigen.
- Nutzung von Hilfsmitteln wie Lupe oder Lesegerät aktiv fördern.
- Nach der Mittagsruhe darauf achten, dass Frau/Herr... die Brille wieder aufsetzt.
- Brille immer am festen Platz (z. B. Nachttisch) ablegen, um Verwirrung zu vermeiden.
- Wichtige Gegenstände wie Haarbürste immer an einem festgelegten Ort platzieren.
- Unterstützung bei der Nutzung von Lesegeräten anbieten.
- Falls erforderlich, Blindenuhr anlegen.
- Möbel stets an den gleichen Stellen belassen (z. B. Stuhl vor den Tisch).
- Täglich auf Stolperfallen achten und diese ggf. entfernen.
- Beim Näherkommen behutsam agieren, um Frau/Herr... nicht zu erschrecken.
- Blickkontakt suchen und halten, um das Gespräch zu erleichtern.

Erkennen von Risiken, Gefahren und herausforderndem Verhalten

- Frau/Herr... zeigt ab dem Nachmittag (ca. 16:00 Uhr) vermehrte Unruhe und fragt oft, wann der Bus kommt → gezielt in Gespräche oder Aktivitäten einbinden.
- Frau/Herr... läuft nachmittags unruhig den Flur auf und ab → aktiv ansprechen und zum Hinsetzen motivieren, ggf. Essen und Trinken anbieten.
- Bei zunehmender motorischer Unruhe am Nachmittag → in gezielte Beschäftigungen einbinden.
- Frau/Herr... reagiert sensibel auf Geräusche und verlässt den Speisesaal, wenn es zu laut wird → auf Lärmbelastung achten und ggf. ruhigere Essensbereiche anbieten.
- Frau/Herr... wirkt oft überfordert und folgt dann dem Personal → herausfinden, was Frau/Herr ... möchte, ihr/ihm Sicherheit geben, ggf. über frühere Gewohnheiten sprechen.
- Frau/Herr... beginnt oft nach dem Frühstück laut zu rufen → darauf achten, dass Frau/Herr ... nicht durch eine zu laute und unruhige Umgebung überfordert wird, ggf. Einzelbetreuung.

4.2.2 Themenfeld 2 – Mobilität und Beweglichkeit/ Modul 1 des BI

Maßnahmenplanung

Gehen und Fortbewegung

- Begleitung beim Gehen (z. B. in den Speisesaal, zur Toilette, zu Aktivitäten).
- Darauf achten, dass festes Schuhwerk getragen wird (zur Sturzprävention).
- Nachts Stoppersocken anziehen, um ein Ausrutschen zu vermeiden.
- Im Zimmer das Nachtlicht einschalten, um Orientierung zu erleichtern.
- Rollator bereitstellen und zur Nutzung ermutigen.
- Auf Erschöpfungszeichen achten, ggf. zum Ausruhen motivieren.
- Erhöhter Bewegungsdrang oder Unruhe → Alternative Beschäftigung anbieten (z. B. Gespräch auf dem Sofa, biografisch bekannte Tätigkeiten, Sitzgymnastik, Singen).
- Täglicher Spaziergang von ca. 30 Minuten fördern.
- Zu bewegungsfördernden Aktivitäten bringen, z. B. Sturzpräventionskurse.
- Erinnerung an Nutzung von Gehstock oder Rollator.

Unterstützung beim Gehen

- Gute Handhabung des Rollators sicherstellen, ggf. Funktionsfähigkeit regelmäßig kontrollieren.
- Mit Rollator selbstständig in den Speisesaal gehen lassen.
- Bei Ablehnung des Rollators zur Sicherheit am Arm begleiten.
- Mit dem Rollstuhl in den Speisesaal bringen, falls selbstständige Fortbewegung nicht möglich ist.
- Begleitung beim Treppensteigen aufgrund von Sturzrisiko.
- Unterstützung bei der Nutzung des Treppenlifts.
- Bewegungsübungen bei allen Transfers und Körperpflegemaßnahmen integrieren.
- Erinnerung an Teilnahme an Sturzprävention und Gymnastik.
- Kleine Gehübungen in den Alltag einbauen, z. B. die letzten Schritte zur Toilette oder zum Tisch mit Unterstützung zurücklegen.
- Gangbild regelmäßig beobachten und dokumentieren.

Positionswechsel und Transfers

- Transfer vom Bett in den Rollstuhl mit zwei Pflegekräften durchführen.
- Transfer zur Toilette und anschließend ans Waschbecken setzen.
- Transfer vom Rollstuhl auf einen Stuhl, dabei auf das linke Bein achten.
- Transfer vom Rollstuhl ins Bett.
- Nutzung des Aufstehlifters für den Transfer in den Rollstuhl.
- Gleithilfen oder Rutschbrett zur Mobilisation nutzen.
- Tägliche Mobilisation in den Rollstuhl von 8:30 bis 12:30 Uhr und von 14:30 bis 19:00 Uhr.
- Auf Schmerzäußerungen während der Mobilisation achten.
- Lagerung nach Plan durchführen, inklusive Mikrolagerungen.
- Positionswechsel und Lageveränderungen nach individuellen Bedürfnissen ermöglichen.
- Beim Sitzen auf korrekte Haltung achten (Rücken gerade, Füße Bodenkontakt).
- Nimmt Positionswechsel in Rollstuhl/Bett/Stuhl selbst vor, kein Lagerungsplan notwendig.
- Frau/Herr... kann mit Hilfe einige Schritte gehen, z. B. in die Nasszelle.
- Frau/Herr... kann mit Hilfe aufstehen oder sich umsetzen, wenn ihr/ihm die linke Hand gereicht wird.
- Frau/Herr... kann mit Hilfe kurzzeitig stehen, z. B. bei der Körperpflege.
- Darauf achten, dass Bewohner/-in richtig im Rollstuhl sitzt (kann Position selbst halten).
- Beim Sitzen im Rollstuhl darauf achten, dass die Füße Bodenkontakt haben.

Freiheitsentziehende Maßnahmen (nach richterlicher Anordnung)

- Bettgitter beim Zubettgehen schließen, Klingel bereitlegen (falls gerichtlich angeordnet).
- Falls gewünscht, Bettgitter nur auf Wunsch schließen (Angst vor dem Herausfallen).
- Im Rollstuhl Therapietisch nur zu den Mahlzeiten anbringen.
- Engmaschige Kontrolle von Bettgittern und Sicherheitsmaßnahmen zu festgelegten Zeiten.
- Bettgitter nur zum Schlafen oder zur Mittagsruhe hochziehen – regelmäßige Überprüfung der Funktionsfähigkeit.
- Sicherstellen, dass die Sitzhose im Rollstuhl korrekt angebracht ist.

Maßnahmen zur Dekubitus- und Sturzprophylaxe sowie Mobilitätsförderung

- Regelmäßige Positionswechsel nach Plan durchführen.
- Lagerung mit 30-Grad-Positionierung (rechts, links, Rückenlage) alle ... Stunden.
- Überprüfung der Wechseldruckmatratze (Einstellung regelmäßig kontrollieren).
- Auf Dekubituskissen im Rollstuhl/Stuhl achten.
- Maximaldauer für aufrechte Sitzposition beachten (z. B. nicht länger als 30 Minuten am Stück aufrecht sitzen lassen).
- Frau/Herrn ... mittags zur Entlastung ins Bett/auf das Sofa legen.
- Frau/Herrn ... nicht länger als ... Stunden in den Rollstuhl/Pflegerollstuhl mobilisieren.
- Frau/Herr... dazu anleiten sich im Bett umzudrehen.
- Korrekte Hüftbeugung beim Sitzen im Bett sicherstellen.
- Bewohner/-in daran erinnern, sich regelmäßig im Rollstuhl zu bewegen und kleine Mikrolagerungen durchzuführen.
- Mittägliche Entlastung im Bett oder auf dem Sofa sicherstellen.
- Maximale Sitzdauer im Rollstuhl oder Pflegerollstuhl nicht überschreiten.
- Motivation zur aktiven Eigenbewegung (z. B. im Bett umdrehen, kleine Fußbewegungen durchführen).
- Zweimal täglich Mobilisation an den Bettrand.
- Motivation zur Fortbewegung im Rollstuhl mit den Füßen.
- Erinnerung an selbstständige Positionswechsel im Rollstuhl oder Sessel.
- Regelmäßige Begleitung bei kurzen Gehstrecken zur Förderung der Mobilität.
- Frau/Herrn ... mehrmals täglich motivieren kleinere Strecken mit Unterstützung zu gehen.
- Gewebeschonender Transfer durch geschultes Personal.
- Teilnahme an Sitzgymnastik fördern.
- Aufrechte Position im Rahmen der Körperpflege ermöglichen.
- Aktive Bewegungsübungen in den Pflegealltag integrieren.
- Passive Bewegungsübungen bei immobilen Personen regelmäßig durchführen.
- Hilfsmittel bereitstellen (z. B. Aufrichthilfe), damit Eigenbewegung möglich ist.

Spezifische Prophylaxemaßnahmen

- Freilagerung der Fersen und Ellenbogen mit entsprechenden Hilfsmitteln.
- Tägliche Hautinspektion, insbesondere an Prädilektionsstellen für Dekubitus.
- Fingertest bei Rötungen zur Überprüfung der Durchblutung.
- Spezielle Abpolsterung sicherstellen (z. B. Arm bei Rollstuhlnutzung abpolstern).
- Druckstellen durch Katheter, PEG-Sonde oder Brille vermeiden.
- Sturzmatte vor dem Bett am Abend platzieren.
- Überprüfung der Sensormatte auf Funktionsfähigkeit.

Sturzprävention und Bewegungsförderung

- Teilnahme an Sturzprävention zweimal pro Woche.
- Teilnahme an Krafttraining oder Gleichgewichtstraining fördern.
- Morgens und abends Balanceübungen durchführen.
- Tägliches Koordinationstraining einbauen.
- Teilnahme an Sitzgymnastik oder Qi-Gong motivieren.
- Regelmäßige Kontrolle des Rollators oder Rollstuhls auf Funktionsfähigkeit.
- Stoppersocken zur Nacht anziehen.
- Morgendliche Aktivierung durch Bewegungsübungen mit Armen und Beinen.
- Motivation zu letzten eigenständigen Bewegungsschritten zum Bett, Tisch oder zur Toilette.
- Begleitung zur Toilette, ins Bad oder in den Aufenthaltsraum sicherstellen.
- Förderung der eigenständigen Fortbewegung im Zimmer mit Rollator.
- Täglichen Spaziergang oder begleiteten Rundgang im Garten anbieten.

4.2.3 Themenfeld 3 – Krankheitsbezogene Anforderungen und Belastungen/Modul 5 des BI

Maßnahmenplanung

Schmerzmanagement

- Darauf achten, dass Schmerzen geäußert oder erkannt werden können, insbesondere bei Transfers oder Bewegungen.
- Bei Personen, die Schmerzen nicht verbal äußern können, auf nonverbale Zeichen achten (z. B. Mimik, Körperspannung, Lautäußerungen).
- Transfers und Lagerung möglichst schmerzfrei gestalten, ggf. mit Hilfsmitteln oder unterstützender Technik.
- Schmerzmittelgabe sicherstellen und Wirkung beobachten.
- Schmerzgel morgens und abends auftragen, wenn gewünscht.
- Vor dem Verbandswechsel ggf. Schmerzmittelgabe sicherstellen (ca. 30 Minuten vorher).

Unterstützung bei Mobilisation und Bewegung

- Langsames Aufstehen sicherstellen, insbesondere bei Schwindel oder Kreislaufproblemen.
- Bewegungsübungen morgens und abends durchführen, z. B. Atemübungen oder leichte Dehnübungen.
- Bei Bedarf Pausen während der Körperpflege einlegen, um Atemnot zu vermeiden.
- Unterstützung bei der Anlage von Prothesen sicherstellen, z. B. rechte Beinprothese anlegen.
- Bequeme Kleidung für Krankengymnastik bereitstellen (z. B. donnerstags nachmittags).

Unterstützung bei Atmung und Sauerstoffversorgung

- Sicherstellen, dass die Sauerstoffbrille regelmäßig auf- und abgesetzt wird (mehrmals täglich je nach Bedarf).
- Morgens und abends gezielte Atemübungen durchführen (z. B. tiefes Ein- und Ausatmen).
- Während der Körperpflege auf Atemnot achten, ggf. Pausen einlegen oder Aktivität anpassen.

- Regelmäßiges Absaugen nach Bedarf durchführen.
- Tracheostomapflege zweimal täglich sicherstellen.

Blutzuckermessung und medizinische Versorgung
- Regelmäßige Blutzuckermessung sicherstellen (z. B. Montag, Mittwoch und Freitag).
- Dialyse-Tage im Blick behalten und Bewohner/-in entsprechend vorbereiten (Montag, Mittwoch, Freitag).
- Medikamentengabe nach Plan durchführen, auf ausreichend Flüssigkeitszufuhr achten (trinkt immer ein Glas Wasser dazu).

4.2.4 Themenfeld 4 – Selbstversorgung/Modul 4 des BI

Maßnahmenplanung

Körperpflege und Hygiene

Waschen des Oberkörpers, Kopfbereichs und Intimbereichs
- Körperpflege im Bett durchführen, Waschutensilien vorbereiten, soweit möglich selbstständig waschen lassen.
- Bewohner/-in im Bett waschen und ankleiden, danach Transfer in den Rollstuhl (auf Hautzustand achten).
- VÜ: Unterkörper, im Bett waschen, danach in den Rollstuhl setzen und zur Zahnpflege ins Bad fahren.
- TÜ: Oberkörper, Rücken und Arme waschen (wäscht sich ihr/sein Gesicht und den vorderen Oberkörper selbst) bitte hierzu die Flüssigseife der Firma ... verwenden.
- Anleiten und unterstützen bei der Körperpflege – bis auf Rücken und Beine: wäscht Frau/Herr ... selbst.
- Frau/Herr... wäscht sich zuerst das Gesicht mit kaltem Wasser, danach warmes Waschwasser einlassen, wäscht sich dann selbstständig, nutzt dazu ... .
- Benötigt Hilfe beim Aufstehen und Begleitung ins Bad, danach auf die Toilette setzen und Wasser zum Waschen einlassen (wäscht sich selbst, holt Hilfe, wenn Frau/Herr ... fertig ist). Danach beim Anziehen unterstützen.

- Intimpflege unterstützen (vorderen Bereich selbst waschen lassen).
- Nach der Körperpflege sicherstellen, dass Hautfalten (z. B. unter Brust und Leiste) gut getrocknet sind, um Intertrigo-Gefahr zu vermeiden.
- Sicherstellen, dass alle benötigten Pflegeutensilien bereitliegen (z. B. Mundpflegeprodukte, Zahnpflegeutensilien).
- Unterstützung beim Zähneputzen, ggf. Nachputzen ermöglichen.
- Prothese reinigen, Haftcreme auftragen (untere Prothese) und sicherstellen, dass sie richtig sitzt.
- Putzt sich die Zähne selbst, wenn die Zahncreme auf der Zahnbürste aufgebracht ist, Mundwasser... und lauwarmes Wasser in den Becher füllen.
- Implantatpflege am Morgen und Abend mit Zahnseide und Nachputzen.
- Spezielle Mundpflege durchführen (Mundschleimhaut, Zunge befeuchten).
- Mundpflege mit Mundpflegeset 4-5x am Tag nach Plan durchführen.
- Rasierapparat in die Hand geben und bei der Rasur unterstützen.
- Möchte sich 3x pro Woche (Mo/Mi/Fr) rasieren lassen.
- Montags immer den Bart trimmen.
- VÜ: Nassrasur z. B. 3 x pro Woche
- Am Hinterkopf kämmen, kann sich den Vorderkopf selbstständig kämmen.
- Haare kämmen, Zopf flechten und hochstecken.

Duschen und Baden inklusive Haarwäsche

- Bewohner/-in beim Duschen oder Baden unterstützen, ggf. beim Ein- und Aussteigen helfen.
- Nutzung eines Badelifters ermöglichen, während des Badens anwesend bleiben.
- Wohlfühlbäder mit gewünschtem Zusatz (z. B. Rosenöl) anbieten, Wellnessmusik auf Wunsch einschalten.
- Haare nach dem Duschen eindrehen, regelmäßig föhnen und frisieren.
- Unterstützung beim Kämmen (z. B. am Hinterkopf, Zopf flechten und hochstecken).
- Individuelle Vorlieben berücksichtigen (z. B. bevorzugt nur 3x pro Woche rasieren lassen oder montags Bart trimmen).
- Regelmäßige Nagelpflege durchführen, auf Wunsch Nägel lackieren.

- Möchte immer nach der Dusche die Achselhaare entfernt haben. Nach dem Duschen Haare eindrehen.
- Nach dem Baden/Duschen mit Lotion eincremen, bevorzugte Produkte nutzen.
- Dienstags und freitags Haare waschen und föhnen.
- Montag: duschen mit Haarwäsche und Nagelpflege.
- Freitag: baden mit Haarwäsche und Nagelpflege.
- Nagelpflege mit Lackieren der Nägel immer samstags.
- Frau/Herr... wäscht sich beim Baden das Gesicht. VÜ: Körperpflege aller weiteren Körperteile.
- Darauf achten, dass unter den Hautfalten wie Brust und Leiste gut abgetrocknet wird, ggf. etwas unterlegen (Intertrigo-Gefahr).
- Nach dem Baden/Duschen mit Lotion ... eincremen, zum Eincremen des Gesichts die Gesichtscreme... verwenden.
- Eincremen nach der Körperpflege mit ... .

An- und Auskleiden

- Bewohner/-in beim An- und Auskleiden unterstützen, ggf. Reihenfolge vorgeben.
- Sicherstellen, dass saubere und angemessene Kleidung getragen wird.
- Auf guten Sitz der Kleidung und geschlossene Knöpfe achten.
- Bewohner/-in Strümpfe, Schuhe oder Schuhe mit Klettverschluss anziehen helfen.
- Falls erforderlich, Klettverschlüsse oder Schnürsenkel schließen.
- Bevorzugte Kleidung berücksichtigen (z. B. Bewohner/-in will immer eine Weste oder bequeme Kleidung tragen).
- Unterstützung beim Anziehen des Unterkörpers anbieten, wenn Oberkörper selbstständig angezogen wird.
- Frau/Herr... kann beim An- und Auskleiden, die Hände in die Ärmel schieben und beim Ausziehen die Arme heben.
- Ankleiden des Unterkörpers (Ankleiden des Oberkörpers erledigt Frau/Herr ... selbstständig).
- Frische Kleidung immer abends ins Bad legen.
- Hose/Rock anziehen und über die Knie ziehen, das Hochziehen von Hose/Rock gelingt selbstständig.

- Klettverschluss an den Schuhen schließen (kann die Schuhe selbstständig anziehen).
- Schuhe anziehen und zubinden.
- Strümpfe anziehen, mag keine Strumpfhosen.

Essen und Trinken

Zubereitung der Nahrung und Unterstützung bei der Nahrungsaufnahme

- Mahlzeiten mundgerecht zubereiten und servieren.
- Essen auf einem Wärmeteller servieren.
- Essen richten und mundgerecht servieren.
- Kleine Portionen anbieten.
- Fleisch schneiden, essen kann Frau/Herr ... selbstständig.
- Essen auf Wärmeteller reichen.
- Antirutschbrett bereitlegen.
- Spezialbesteck bereitlegen.
- Spezialbesteck bereitlegen und bei der Essenseinnahme unterstützen.
- Suppe immer andicken.
- Suppe zum Abendessen reichen.
- Bewohner/-in beim Schneiden von Fleisch oder anderen Speisen unterstützen.
- Fingerfood bereitstellen, falls motorische Einschränkungen bestehen oder Bewohner/-in während des Essens unruhig ist.
- Auf individuelle Vorlieben achten (z. B. mag keinen Fisch, Curry oder bevorzugt Suppe am Abend).
- Auf Konsistenz der Nahrung achten, insbesondere bei Schluckstörungen (z. B. Suppe andicken, keine krümeligen oder faserigen Speisen).
- Hochkalorische Nahrung bei Bedarf zweimal täglich anbieten.
- Essprotokoll führen, wenn notwendig.
- Müsli zum Frühstück reichen.
- Joghurt zum Frühstück reichen.
- 2 Brötchen mit Butter und Marmelade streichen und einmal durchschneiden.
- Essen schneiden und eingeben.
- Beim Essen dabeibleiben und unterstützen beim Kleinschneiden, der Nahrungsaufnahme.

- Darauf achten, dass keine Nahrungsreste in den Wangentaschen bleiben.
- Beaufsichtigen wegen Aspirationsgefahr.
- Bei den Mahlzeiten zum Weiteressen motivieren.
- Essen pürieren und eingeben.
- Auf Konsistenz der Nahrung achten (keine krümeligen, faserigen Speisen reichen).
- Hat Schluckstörungen, auf Konsistenz der Nahrung achten.
- Bekommt 2x pro Tag hochkalorische Nahrung.
- Immer Wunschkost anbieten (lehnt oft das Essen ab).
- Schlucktraining mit Jogurt.
- Zum Abendessen einen Apfel schälen und klein schneiden.
- Darauf achten, dass kein Fleisch bzw. Fleischzusätze oder Fisch gegeben werden (ist Vegetarier/-in).
- Darauf achten, dass kein tierischen Produkte gegeben werden (ist Veganer/-in).
- Zwischenmahlzeiten reichen.
- Zu bestimmten Zeiten (etwa 10:00, 16:00 und 19:30 Uhr) Zusatznahrung anbieten.
- Immer frisches Obst bereitstellen.
- Kinder bringen Süßigkeiten mit.
- Sich viel Zeit nehmen bei der Nahrungseingabe.
- Langsames Eingeben der Nahrung, sonst lehnt der Bewohner/-in die Nahrung ab oder spuckt sie aus.
- Bei Essensablehnung Zeit nehmen und öfter versuchen, Essen anzubieten bzw. einzugeben.
- Zum Essen in eine aufrechte Position bringen und passierte Kost eingeben.

Trinken und Flüssigkeitsversorgung

- Getränke servieren und sicherstellen, dass diese in Reichweite stehen.
- Bewohner/-in regelmäßig ans Trinken erinnern und ggf. aktiv auffordern.
- Flasche öffnen.
- Teekanne bereitstellen und Tee eingießen.
- Zum Abendessen eine Flasche Bier bereitstellen.
- Trinkt zum Abendessen nur Schorle.
- Pfefferminztee ins Zimmer stellen.

- Schlummertrunk vor dem Zubettgehen geben (Kirschlikör).
- Heiße Milch mit Honig zum Schlafen bereitstellen.
- Buttermilch zum Frühstück bereitstellen.
- Glas nicht ganz füllen und mit der Hand zeigen, wo das Glas steht.
- Glas nicht ganz füllen und in Reichweite stellen.
- Immer wieder ans Trinken erinnern.
- Trinkgefäß in die Hand geben und zum Trinken auffordern.
- Falls erforderlich, Getränk in ein Spezialgefäß umfüllen (z. B. Tasse mit zwei Henkeln, Einhandbrett bereitstellen).
- Schlucktraining mit Joghurt durchführen, falls notwendig.
- Individuelle Trinkvorlieben beachten (z. B. Pfefferminztee im Zimmer bereitstellen, Schlummertrunk mit Kirschlikör).
- Falls notwendig, Getränke andicken (bei Aspirationsgefahr).
- Trinkprotokoll führen.
- Strohhalm bereitlegen.

Ernährung über Sonde
- Sondenkost nach Plan anhängen, Medikamente über Sonde verabreichen.
- Falls möglich, Bewohner/-in zusätzlich orale Nahrung anbieten (z. B. Joghurt ohne Früchte).
- Lippen mehrmals täglich mit Butter oder Marmelade bestreichen, um Mundtrockenheit zu vermeiden.
- Kontrolle der Mundschleimhaut auf Entzündungen sicherstellen.
- Bewohner/-in während der Mahlzeiten aufrecht positionieren.

Maßnahmen zur Sicherung und Förderung der oralen Ernährung
- Darauf achten, dass die Zahnprothese gut sitzt, ggf. Haftcreme nutzen.
- Kontrolle der Mundschleimhaut bei der morgendlichen Mund- und Zahnpflege auf Entzündungen.
- Beim Frühstück/Mittagessen/Abendessen darauf achten, dass Frau/Herr ... aufrecht sitzt.
- Nach dem Essen Kontrolle der Wangentaschen auf Essensreste.
- Frau/Herr ... bei der Eingabe des Essens Zeit lassen.
- Sämtliche Getränke andicken.
- Darauf achten, dass Frau/Herr ... in Ruhe essen kann.

- Frau/Herr ... erhält am Vormittag eine kleine Zwischenmahlzeit.
- Darauf achten, dass das Spezialbesteck am Mittagstisch bereit liegt.
- Vor dem Aufstehen am Morgen, Frau/Herrn ... den Lieblingstee zu trinken geben.
- Die Trinkflasche öffnen, das Getränk einschenken, zum Trinken auffordern.
- Darauf achten, dass das Getränk für Frau/Herrn ... immer in Reichweite steht.
- Sie/ihn daran erinnern zu trinken, zu essen.
- Beaufsichtigung bei allen Mahlzeiten, erinnern an das Weiteressen.
- Sie/ihn Fingerfood/Getränke im Rahmen der Zeitungsrunde anbieten.
- Sie/ihn auffordern beim Essen gut zu Kauen.
- Darauf achten, dass bei der Mittagsmahlzeit für Frau/Herrn ... nicht alle Speisen gleichzeitig serviert werden.
- Leichte Initialberührung und Auffordern zum Essen.
- Beim Mittagsessen durch Handführung die zielgerichtete Nahrungsaufnahme unterstützen.
- Zu Beginn des Abendessens zum Essen und Trinken motivieren/auffordern.
- Getränk immer in die Lieblingstasse von Frau/Herrn ... eingießen.
- Mittagsspeise in den Teller mit Randerhöhung servieren.
- Mittags immer den Thermoteller nutzen.
- Besteck mit Gummigriff bereitlegen.
- Einhandbrett bereitlegen.
- Frau/Herr ... erhält zu den Zwischenmahlzeiten Fingerfood.

Toilettengang, Harn- und Stuhlinkontinenz, Stomaversorgung

Unterstützung beim Toilettengang

- Transfer vom Bett in den Rollstuhl und auf die Toilette durchführen.
- Falls erforderlich, Bewohner/-in der Nacht auf den Nachtstuhl setzen, sicherstellen, dass die Rufglocke erreichbar ist.
- Unterstützung bei der Intimpflege anbieten.
- Falls notwendig, Pants am Morgen anziehen, wenn Bewohner/-in tagsüber selbstständig zurechtkommt.

- Sicherstellen, dass Einlagen gewechselt werden und die Intimhygiene durchgeführt wird.
- Toilettengänge regelmäßig anbieten, insbesondere vor Mahlzeiten, vor der Körperpflege oder zu bestimmten Uhrzeiten.
- Einlagenwechsel und Intimpflege.
- Bei jedem Toilettengang Wechsel der Einlagen und Intimpflege.
- Urinflasche in der Nacht bereitstellen und ggf. ausleeren.
- Läutet, wenn Frau/Herr ... auf die Toilette muss, zur Toilette begleiten.
- Bei jedem Kontrollgang mit Bewohner/-in zur Toilette gehen.
- Transfer vom Bett auf den Nachtstuhl.
- Auf Toilette begleiten und bei der Intimpflege unterstützen.
- Am Morgen Pants anziehen, kommt dann allein beim Toilettengang zurecht.

Harnkontinenz- und Stomaversorgung

- Urinalkondom anlegen und Beinbeutel anschließen, regelmäßig entleeren.
- Katheterbeutel entleeren oder wechseln, wenn notwendig.
- Stomabeutel nach Bedarf wechseln, Stomaplatte alle 2–3 Tage erneuern.
- Bewohner/-in bei der Nutzung von Inkontinenzhilfsmitteln anleiten und motivieren.
- Toilettenstuhl zur Nacht bereitstellen, sicherstellen, dass Rufglocke griffbereit ist.
- Bei Unruhe Toilettengang aktiv anbieten.
- Darauf achten, dass Bewohner/-in leicht an- und auszuziehende Kleidung trägt.
- Entleeren oder Wechseln des Stomabeutels nach Bedarf und Wechseln der Platte alle 2–3 Tage.
- Bereitlegen der Stomaartikel (wechselt diese selbst).
- Möchte keine Netzhosen für die Einlagen, sondern die Unterhose.

Maßnahmen zur Förderung der Harnkontinenz

- Wenn Frau/Herr ... unruhig wird, ihr/ihm einen Toilettengang anbieten.
- Toilettengänge werden angeboten um ... Uhr.
- Ihr/ihm vor den Mahlzeiten einen Toilettengang anbieten.
- Sie/ihn vor dem Zu-Bett-Gehen einen Toilettengang anbieten, ggf. Unterstützung beim .... und der Intimtoilette.

- Unterstützung beim Toilettengang, ggf. beim Wechsel der Inkontinenzeinlagen.
- Ihr/ihm vor der Körperpflege einen Toilettengang anbieten.
- Die Inkontinenzeinlagen in der Toilette bereitlegen.
- Frau/Herrn ... vor dem Beschäftigungsangebot einen Toilettengang anbieten.
- Toilettenstuhl z. B. zur Nacht bereitstellen, Rufglocke bereitlegen.
- Frau/Herrn ... um ... Uhr direkt anfragen, ob Frau/Herr ... zur Toilette gehen möchte, ggf. Toilettengang anbieten.
- Darauf achten, dass zur Nacht die Bettflasche bereit liegt.
- Am Abend das Kondomurinal mit Ablaufsystem anlegen.
- Täglich Anleitung und Motivation zum Beckenbodentraining.

4.2.5 Themenfeld 5 – Leben in sozialen Beziehungen/ Modul 6 des BI

Maßnahmenplanung

Gestaltung des Tagesablaufs

- Bewohner/-in an die Mahlzeiten erinnern und ggf. abholen.
- An geplante Aktivitäten oder Termine erinnern.
- Bewohner/-in über wöchentliche Veranstaltungen informieren.
- Erinnerung an Bade- oder Duschtage.

Ruhen und Schlafen

- Bewohner/-in teilt Ruhe- und Schlafphasen selbstständig ein.
- Unterstützung beim Mittagsschlaf (je nach Wunsch ins Bett oder in den Ruhesessel bringen).
- Zum Mittagsschlaf ins Bett bringen und mit einer Wolldecke zudecken.
- Bei Kälte warme Socken anziehen und ggf. zusätzliche Decke bereitstellen.
- Vor dem Schlafengehen ein Glas warme Milch mit Honig anbieten.
- Abends Rollos herunterlassen und Nachtlicht einschalten.
- Beim nächtlichen Kontrollgang kein Licht anmachen, falls gewünscht.
- Bewohner/-in beim Kontrollgang in der Nacht nicht wecken, falls es nicht notwendig ist.

- Falls Unruhe besteht, beruhigende Gespräche oder alternative Angebote wie das Nachtcafé vorschlagen.
- Radio oder Fernseher auf Wunsch zur Einschlafhilfe einschalten und zum vereinbarten Zeitpunkt ausschalten.
- Rücken mit Lavendelöl oder einem anderen gewünschten Öl einreiben.
- Beim Kontrollgang in der Nacht Bewohner/-in leicht am Arm berühren und dann erst Inkontinenzversorgung durchführen.
- Frau/Herr... möchte beim Kontrollgang in der Nacht nicht geweckt werden.
- Bei Unruhe in der Nacht Gespräche anbieten.
- Frau/Herrn... ins Nachtcafé bringen.

Beschäftigung und Freizeitgestaltung
- Bewohner/-in an geplante Aktivitäten erinnern und ggf. begleiten.
- An das Gedächtnistraining erinnern.
- Falls gewünscht, Kreuzworträtsel oder andere Materialien bereitlegen.
- Bewohner/-in entscheidet selbst, an welchen Aktivitäten Frau/Herr ... teilnehmen möchte.
- Informieren über aktuelle Freizeitangebote, ggf. Motivation zur Teilnahme.
- Bewohner/-in begleitet selbstständig Spaziergänge, bevorzugt auf vertrauten Wegen.
- Ehepartner*in besucht regelmäßig, gemeinsame Spaziergänge oder Unterhaltung ermöglichen.
- Regelmäßige Besuche von Familienangehörigen sicherstellen, ggf. Angehörige über Bedürfnisse der Bewohner/-innen informieren.
- Bewohner/-in zum sonntäglichen Kirchgang begleiten, falls gewünscht.
- Bewohner/-in zu regelmäßig geplanten Seniorentreffen bringen und abholen.
- Erinnern an wöchentliche Besuche von Angehörigen oder Freunden.
- Unterstützung beim Zugang zu Zeitschriften oder Büchern sicherstellen.
- Er/sie geht nach dem Kaffeetrinken ins Zimmer und schaut Lieblings¬sendungen an.
- Über Aktivitäten im Haus informieren, ggf. hinbringen (nimmt gern an Gymnastik, Singen, Bingo teil).

- Möchte am Nachmittag an keiner Beschäftigung teilnehmen.
- Sohn holt seine Mutter jeden Samstag nach dem Mittagessen zu sich nach Hause.
- Frühere Haushälterin kommt außer sonntags täglich von 9:00 bis 12:30 Uhr, gibt Essen ein und beschäftigt sich mit ihm/ihr.
- 3x pro Woche kommt Enkeltochter mit den Urenkeln zu Besuch, spielt mit den Urenkeln z. B. »Mensch ärgere dich nicht«.
- Sonntags Kirchgang, wird vom Enkelsohn mit dem Auto abgeholt.
- Sonntags um 10:00 Uhr zur Kirche nebenan bringen, wird von der früheren Nachbarin zurückgebracht.
- Wird jeden zweiten Mittwoch zum Seniorenkreis abgeholt und wieder zurückgebracht.
- Zum Seniorenkreis immer am letzten Donnerstag im Monat in den Gemeindesaal bringen und wieder abholen.
- Tochter bringt Zeitschriften am Dienstag mit, Bewohner/-in beschäftigt sich damit selbstständig.
- Montag, Mittwoch und Freitag um 14:00 Uhr Spaziergang zum Friedhof und zurück.

Interaktion mit Personen im direkten Kontakt

- Unterstützung bei der Kontaktaufnahme mit Angehörigen (z. B. Telefon oder digitale Kommunikationswege mit Video-Funktion, wie z. B. WhatsApp, Signal, Zoom oder Microsoft Teams).
- Erinnern an regelmäßige Telefonate mit Familie (z. B. tägliches Telefonat mit der Tochter um 17:00 Uhr).
- Bei Video-Gesprächen mit Angehörigen technische Unterstützung anbieten.
- Stift und Papier in Griffnähe legen, falls Kommunikation nur schriftlich möglich ist.
- Falls erforderlich, Bewohner/-in bei der Nutzung einer Worttafel oder Gebärdensprache unterstützen.
- Im direkten Kontakt Gesprochenes mit Mimik und Gestik unterstreichen.

Kontaktpflege zu Personen außerhalb des direkten Umfelds

- PC einschalten und Mailprogramm öffnen, ggf. Unterstützung beim Schreiben anbieten.
- Hilfe beim Lesen und Beantworten von Briefen (bei regelmäßigem Posteingang).
- Bewohner/-in an wöchentliche Friseur- oder andere feste Termine erinnern.
- Erinnerung an tägliche oder wöchentliche soziale Treffen (z. B. Kartenspielrunde in der Cafeteria).

4.2.6 Themenfeld 6 – Haushaltsführung/Wohnen/Häuslichkeit/Modul 8 des BI

Maßnahmenplanung

Wohnen/Häuslichkeit – stationär

- Bewohner/-in pflegt das eigene Zimmer selbstständig, bis auf Boden- und Sanitärreinigung.
- Akzeptiert keine Hilfe beim Aufräumen des Zimmers.
- Unterstützung bei der Kontrolle des Kühlschranks, insbesondere auf verdorbene Lebensmittel achten.
- Gemeinsames Aufräumen des Zimmers, wenn gewünscht, unter besonderer Berücksichtigung der Blumenpflege.
- Blumenversorgung oder Gießen immer montags sicherstellen.
- Unterstützung beim Einkaufen für die Nachspeise jeden Donnerstag.
- Auf Sauberkeit der Sitzmöbel achten, ggf. reinigen.
- Kontrolle von Schrank und Zimmer auf verschmutzte Wäsche oder vergessene Lebensmittel.
- Frische Wäsche gemeinsam mit Bewohner/-in in den Schrank legen.
- Unterstützung beim Tischeindecken.
- Hilfe beim Ein- und Ausräumen der Spülmaschine.
- Gemeinsames Kochen ermöglichen (z. B. Kartoffeln schälen, Gemüse schneiden).
- Unterstützung bei der Bereitstellung der Schmutzwäsche, falls Angehörige die Wäsche selbst waschen.

Haushaltsführung – ambulant

Einkaufen und Lebensmittelversorgung

- Einkaufen gemeinsam mit Bewohner/-in zweimal wöchentlich (Dienstag und Freitag um 13:00 Uhr).
- Freitags Essen auf Rädern aus der Bestellliste auswählen, Bestellung bereitlegen und dem Lieferdienst übergeben.
- Medikamente jeden Freitag aus der Apotheke abholen.

Wohnungsreinigung und Haushaltspflege

- Reinigung der Wohnung montags und donnerstags von 10:00 bis 12:00 Uhr.
- Haushaltshilfe kommt einmal pro Woche zur Wäscheversorgung.
- Haushaltshilfe kommt täglich für die Zubereitung der Mittagsmahlzeit sowie für einfache Aufräum- und Reinigungsarbeiten.
- Fensterreinigung am letzten Donnerstag jedes Monats durchführen.
- Hauswirtschaftskraft ist fünfmal pro Woche von 8:00 bis 13:00 Uhr vor Ort und übernimmt Frühstück, Mittagessen sowie allgemeine Haushaltsaufgaben.
- Tägliche Müllentsorgung sicherstellen.
- Hausordnung donnerstags beachten.

Wäschepflege und Reinigung

- Am Montag die Wäsche in die Wäscherei bringen und am Freitag wieder abholen.
- Wäsche einmal pro Woche waschen, aufhängen, bügeln und aufräumen.

Außenbereich und weitere Aufgaben

- Einmal pro Woche kommt ein Helfer für ein bis zwei Stunden zur Gartenarbeit.
- Grabpflege wöchentlich durchführen, einschließlich Blumenversorgung und Gießen.
- Tägliche Versorgung des Haustieres am Nachmittag gewährleisten.

Literatur

Ahmann M, Pelzer, A (2016): Praxisratgeber: das Strukturmodell für die Pflegedokumentation. Schlütersche, Hannover.

Beikirch E, Nolting HD, Wipp M (2017): Dokumentieren mit dem Strukturmodell. Vincentz, Hannover.

Der Bevollmächtigte der Bundesregierung für Pflege (2017): Informations- und Schulungsunterlagen zur Einführung des Strukturmodells in der ambulanten, stationären und teilstationären Langzeitpflege.

GKV & MDS (2022): Richtlinien des GKV-Spitzenverbandes für die Qualitätsprüfung in Pflegeeinrichtungen nach § 114 SGB XI – vollstationäre Pflege, Essen. https://md-bund.de/fileadmin/dokumente/Publikationen/SPV/PV_Qualitaetspruefung/22_08_03_QPR_vollstationaer_2022.pdf

Hellmann S (2019): Formulierungshilfen Soziale Betreuung. Schlütersche, Hannover.

Hellmann, S, Rößlein R (2019): Maßnahmenpläne nach der SIS®. Schlütersche, Hannover.

Hellmann S, Rößlein R (2020): Formulierungshilfen für Maßnahmenpläne nach der SIS®. Schlütersche, Hannover.

MDS & MDK (2019): Hinweise zur Umsetzung des Strukturmodells zur Effizienzsteigerung der Pflegedokumentation im Zusammenhang mit Qualitätsprüfungen in Pflegeeinrichtungen nach den Qualitäts-Prüfungsrichtlinien – QPR. https://www.mds-ev.de/suchergebnis.html?tx_solr%5Bq%5D=Strukturmodell

Medizinischer Dienst Bund (KöR) (2024). Richtlinien des Medizinischen Dienstes Bund zur Feststellung der Pflegebedürftigkeit nach dem XI. Buch des Sozialgesetzbuches, Essen. https://md-bund.de/fileadmin/dokumente/Publikationen/SPV/Begutachtungsgrundlagen/BRi_Pflege_21_08_2024_BF.pdf

MUG (Maßstäbe und Grundsätze für die Qualität, die Qualitätssicherung und -darstellung sowie für die Entwicklung eines einrichtungsinternen Qualitätsmanagements nach § 113 SGB XI in der vollstationären Pflege vom 23.11.2018, zuletzt geändert am 05.04.2023, Essen. https://md-bund.de/fileadmin/dokumente/Publikationen/SPV/Expertenstandards_113/Pflege_Qualitaet_MuG_vollstationaer_230530.pdf

Projektbüro EinStep (2019): Einführung des Strukturmodells in der ambulanten, stationären und teilstationäre Langzeitpflege. Folienpräsentation zu den bundeseinheitlichen Informations- und schulungsunterlagen (Version 2.0), Berlin. https://cdn.prod.website-files.com/66867cfecea-6f93a2305684f/669577d3dce6a08667d319a4_poolFolienset_EinSTEP_FIN_Version_2.0_17052019_K.pdf

Projektbüro EinStep (2024). Handreichung zum Maßnahmenplan in der Pflegedokumentation nach dem Konzept des Strukturmodells, Berlin. https://cdn.prod.website-files.com/66867cfecea6f93a2305684f/6761cc1b4f63bcc7fdf0f103_EinSTEP-Handreichung%20zum%20Ma%C3%9Fnahmenplan.pdf

Register